DE

L'ACCOUCHEMENT NATUREL

CHEZ LES PRIMIPARES

PAR

Le Dr DIETERLEN

Docteur en médecine de la Faculté de Paris,
Ancien interne des hôpitaux et de la Maternité de Cochin,
Membre de la Société clinique,
Membre correspondant de la Société anatomique.

PARIS

A. DELAHAYE ET E. LECROSNIER, LIBRAIRES-ÉDITEURS

Place de l'Ecole-de-Médecine

—

1882

DE

L'ACCOUCHEMENT NATUREL

CHEZ LES PRIMIPARES

PAR

Le Dr DIETERLEN

Docteur en médecine de la Faculté de Paris,
Ancien interne des hôpitaux et de la Maternité de Cochin,
Membre de la Société clinique,
Membre correspondant de la Société anatomique.

PARIS

A. DELAHAYE ET E. LECROSNIER, LIBRAIRES-ÉDITEURS

Place de l'Ecole-de-Médecine

—

1882

DE

L'ACCOUCHEMENT NATUREL

CHEZ LES PRIMIPARES

INTRODUCTION.

De toutes les fonctions naturelles de la femme, il n'en est pas de plus complexes que celle de la parturition. Pour que la matrice arrive à s'entr'ouvrir et à expulser son contenu, il faut que l'organisme maternel traverse une série de phases des plus critiques où l'attendent des souffrances souvent excessives, et parfois même des périls de mort. Trop souvent ce grand acte, dans son accomplissement, perd les caractères d'une fonction physiologique, pour prendre rang parmi les faits d'ordre pathologique qui nécessitent impérieusement l'intervention médicale.

A ce point de vue l'espèce humaine est plus mal partagée que les espèces animales, et plus qu'elle ne l'était aux premiers temps de son évolution. C'est que dans la plupart des milieux où elle se développe, elle n'évolue plus dans le sens de la perfection animale; elle ne lutte plus qu'en vue de la sélection intellectuelle ou morale. Aussi, — *cerveau à part*, — il n'est pas un seul de nos organes qui ne soit en quelque sorte en état de déchéance et d'infériorité vis-à-vis de ceux du type primitif. Que l'on compare, en effet, son squelette avec le nôtre !

D'autre part, si nous mettons en parallèle la femme du monde, délicate et sensible, ou bien la chétive ouvrière des villes de manufactures, avec la robuste esclave qui suit en bête de somme le chef indien dans ses chasses, nous serons forcés de reconnaître tout ce que la civilisation et ses raffinements nous ont fait perdre. Qu'on écoute seulement les récits des voyageurs sur les pratiques obstétricales en faveur parmi les peuplades sauvages. Elles se réduisent à peu de chose :

A Cayenne, raconte Biet (Voyage dans l'isle de Cayenne, Paris 1717), la femme surprise par les douleurs de l'enfantement gagne au plus tôt le bois voisin, et là, seule sous le couvert des branches, elle met au monde son nouveau-né qu'elle rapporte aussitôt au campement de la tribu, après l'avoir lavé à l'eau d'une source. Elle se repose le soir, et le lendemain, à l'aurore, elle reprend son travail.

Il s'en faut que les femmes d'aujourd'hui s'en tirent à si bon compte.

Elles ne sauraient plus se passer de l'assistance d'une personne compétente qui aura la surveillance de l'accouchement et dont elles réclameront incessamment le secours.

Leur inquiétude débute dès les signes précurseurs de l'accouchement ; il y a tant de femmes qui meurent en couches ! Et aussitôt commence la série de questions pressantes dont elles assaillent leur médecin : Sera-ce long ? L'enfant est-il bien placé ? Est-il au moins vivant ? Souffrirat-on beaucoup? Sera-t-on déchirée? Faudra-t-il mettre les fers? etc., etc.

Et le médecin lui-même devant la diversité des problèmes qui vont réclamer de lui leur solution, devant la variété infinie de questions qu'on lui posera ou qu'il se posera, et auxquelles il faudra, sauf à déchoir, pouvoir répondre, n'aura jamais trop de toutes ses connaissances, de toute son expérience et de tout son tact pour rester à la hauteur de sa mission.

C'est surtout à propos d'un *premier accouchement* que ses réponses vont être embarrassées.

Que savons-nous en effet sur la durée probable du travail, l'influence de l'âge, de la constitution, de la race? Quel devra être notre rôle aux différents actes de l'accouchement? En quelle mesure faut-il abandonner la nature à elle-même, à quel moment et par quels moyens devons-nous venir à son aide?

A ces questions, les réponses ne font pas défaut, mais pour la plupart elles sont discordantes, et laissent l'esprit en proie à l'incertitude.

Ce chapitre détaché de l'obstétrique ne manque pourtant pas d'un réel intérêt pratique, et nous voudrions voir un jour, nettement formulées, les conclusions qu'il réclame encore.

Aujourd'hui nous présenterons notre faible contingent de recherches et d'observations, espérant un peu apporter quelque clarté sur tel point encore obscur de ce sujet. Nous passerons d'abord en revue les modifications spéciales à la primiparité que la grossesse à son terme imprime aux parties maternelles.

Un deuxième chapitre sera consacré à la symptomatologie de l'accouchement, traitée aussi à notre point de vue spécial, et en laissant de côté toutes les anomalies du travail et les complications, qui ne relèvent pas exclusivement du fait de la primaripité.

Nous n'avons considéré que l'accouchement naturel. Nous avons, de parti pris, négligé tous les cas anormaux tels que les présentations vicieuses, les rétrécissements du bassin, les malformations maternelles ou fœtales faisant obstacle au travail, etc.

La primipare dont nous observons l'accouchement est à terme ; elle est saine et bien constituée ; elle porte un fœtus vivant, en bonne présentation du sommet (1).

Le chapitre suivant traitera de la durée du travail. Nous y recherchons quelle est la durée moyenne de l'accouchement chez la primipare et quelle est l'importance de chacune de ses périodes. Nous passons en revue l'influence attribuée à la race, au climat, à la constitution, puis nous traitons la question d'âge en considérant successivement les femmes très jeunes, celles qui sont dans la moyenne de la vie sexuelle, et celles qui l'ont dépassée.

Nous aborderons ensuite le pronostic de l'accouchement : quelle est sa signification en général et en particulier, sur quels éléments se base-t-il, en quelle mesure peut-on l'atténuer ?

Enfin, dans un dernier chapitre se trouve exposé et discuté ce qui a rapport au rôle réservé au médecin qui assiste la femme dans ses couches. De quels moyens d'intervention dispose-t-il et à quel moment doit-il y recourir ?

Nous ne nous dissimulons pas les difficultés qui au cours de cette étude vont surgir de notre peu d'expérience personnelle.

(1) C'est dans ce sens, qu'à l'exemple des accoucheurs anciens, nous avons pris le mot « naturel », placé dans le titre de notre travail.

Mais l'enseignement des maîtres éminents qui professent parmi nous la science des accouchements a toujours été présent à notre esprit, réglant notre marche et dirigeant nos efforts.

C'est à la Maternité de Cochin où nous avons passé une année d'internat que nous avons puisé les éléments de ce travail.

A nos observations, nous avons joint celles que nous offraient les registres de cet établissement, comprenant la statistique de dix années avec une moyenne annuelle de huit cents accouchements.

Mais les cas de primiparité précoce ou tardive que nous avons pu réunir là, ne nous ont pas paru en nombre suffisant pour autoriser des conclusions bien appuyées.

Aussi nous sommes-nous adressé successivement à M. le professeur Depaul et à M. le Dr Tarnier, qui tous deux ont bien voulu mettre à notre disposition les registres des établissements à la tête desquels ils sont placés. A l'hôpital des Cliniques, nous avons parcouru avec soin la statistique de ces trente dernières années et à la Maternite celle des six dernières années de la collection.

Que ces maîtres éminents reçoivent ici le témoignage de notre reconnaissance pour la bienveillance avec laquelle ils nous ont accueilli.

Nous remercions aussi M. le docteur Marchand, chirurgien des hôpitaux, notre maître à la Maternité de Cochin, pour ses excellents conseils ainsi que pour le soin qu'il a pris de nous familiariser avec les nécessités de la pratique obstétricale et les opérations qu'elle comporte.

CHAPITRE PREMIER.

Modifications des parties sexuelles chez la primipare.

S'il existe une différence très appréciable entre l'accouchement d'une primipare et celui d'une multipare, cette
différence doit tenir évidemment aux modifications que la
parturition fait subir à l'utérus où le fœtus se développe,
et aux voies génitales qu'il devra franchir.

Nous nous proposons de faire ici cette étude compara-
tive, nous attachant surtout aux données acquises, qui, en
modifiant le tableau clinique, comportent des indications
d'intervention spéciale.

Nous passerons successivement en revue l'utérus, corps
et col, ses ligaments, le vagin, le périnée, la vulve et les
symphyses du bassin.

I. — UTÉRUS.

Les deux parties dont se compose l'utérus, corps et col,
ne se comportent pas de la même façon au cours et au
terme de la grossesse.

En effet, si le volume, la capacité et le poids du col va-
rient très peu, il n'en est pas de même du corps de l'organe.

Nous les étudierons séparément.

Dieterlen.   2

1° *Le corps de l'utérus* représente, au terme de la grossesse, une poche musculaire de forme ovalaire, légèrement aplatie d'avant en arrière, et ayant sa grosse extrémité dirigée en haut. (Hergott) (1). Les mensurations de Cazeaux donnent de 32 à 37 centimètres pour le diamètre vertical, 24 centimètres pour le transversal, et de 22 à 24 centimètres pour l'antéro-postérieur. La capacité de cette cavité serait de 6 à 8 litres (Simpson) ou plutôt, d'après Tarnier, de 4 à 5 litres, les chiffres de Simpson étant exagérés. On peut évaluer son poids brut à 600 ou 800 grammes, d'après le professeur Depaul (2), et même à davantage. (Cazeaux et Tarnier.)

Les variations qu'on observe dans le volume et le poids des fœtus et de leurs annexes expliquent, sans doute, les différences de chiffres auxquelles sont arrivés ces auteurs (3).

La *situation* que l'utérus occupait dans les derniers temps de la grossesse se modifie au cours du neuvième mois. A ce moment, il s'abaisse, et son extrémité inférieure plonge dans l'excavation, coiffant la tête fœtale qui vient alors reposer presque directement sur le plancher périnéal. Cet abaissement ne s'observe, pour ainsi dire, que dans les présentations du sommet, et rarement chez les multipares. Il se caractérise par un ensemble de symptômes spéciaux, sur lesquels nous reviendrons plus loin.

M. Pinard (4) attribue cet engagement précoce du segment inférieur de l'excavation, à l'action des muscles ab_

(1) Essais sur les différentes variétés de forme de la matrice, etc. Strasbourg, 1839.
(2) Leçons cliniques, p. 124.
(3) Voir Ch. Levret. L'art des acc., 1771, p. 228.
(4) Traité du palper abdominal, etc. Paris, 1878.

dominaux : ces muscles exercent sur l'utérus en voie de développement une pression toujours plus forte, « de sorte qu'à un moment donné, l'action indirecte du diaphragme se faisant sentir, et la cavité abdominale devenant trop petite, l'utérus se trouve forcé de descendre dans l'excavation pelvienne, jusque-là restée vide. »

Il descend avec la partie fœtale qui se présente, et cette partie est presque toujours la tête fléchie.

Pour les autres présentations, l'engagement réclame des contractions énergiques que seul le travail de l'accouchement peut fournir.

La paroi abdominale, qui sangle en avant la matrice, résiste, grâce à son élasticité, à la tension que lui imprime l'utérus; mais les grossesses subséquentes vont vaincre cette élasticité ; aussi voit-on, chez les femmes qui ont eu beaucoup d'enfants, l'utérus refouler de bonne heure la paroi abdominale et subir une antéversion souvent très accentuée (ventre en besace). Cette antéversion existe aussi chez la primipare, mais pendant les derniers jours de la grossesse seulement, et à un degré peu accusé. Stolz (1), Nægele et Grenser (2). Il est habituel de trouver l'utérus légèrement incliné à droite.

Ce n'est que pendant les contractions qu'il quitte cette légère inclinaison, pour se reporter vers la ligne médiane, qu'il occupe tant que dure l'effort du muscle utérin. La raison de cette inclinaison est ignorée.

Ajoutons enfin, à tous ces changements de situation, une légère rotation de l'utérus sur son axe qui, dans les cas où l'inclinaison a lieu à droite, fait tourner de ce côté

---

(1) Art. Accouchement. Dict. de méd. et de chir. prat., p. 229.
(2) Traité des acc., trad. par Aubenas, 2e édit., p. 90.

sa face antérieure, tandis que dans les cas très rares où l'inclinaison le porte vers la gauche, elle fait virer sa face antérieure du côté correspondant. (Velpeau.)

Lors donc que l'on recherchera chez une primipare à terme la situation de l'utérus, on le trouvera fortement abaissé, légèrement incliné en avant et à droite, et regardant par sa face antérieure du même côté.

2° *Col de l'utérus.* — Il n'y a aucune concordance entre les modifications du corps de l'utérus et celles de son col. Et comprendrait-on qu'il en fût autrement, alors que la part que l'un et l'autre prennent au développement et à l'expulsion du fœtus est si différente : le corps, cavité de réception, organe gestateur pendant tout le temps que dure l'évolution du fœtus, agent actif d'expulsion au terme de cette évolution ; le col, au contraire, bornant son rôle à se préparer à la dilatation qu'il devra subir au moment de l'accouchement, et la subissant alors passivement ?

Pour arriver à remplir intégralement son rôle, le col doit d'abord se ramollir, puis s'effacer, et enfin se dilater au point que ses lèvres, affleurant les parois de l'excavation, délimitent un orifice suffisant pour le passage du fœtus.

L'étude de cette triple transformation est hérissée de difficultés ; aussi ne faut-il pas s'étonner de voir aujourd'hui remis en question des points qui, hier encore, semblaient résolus.

Nous ne dirons qu'un mot du *ramollissement* du col, son mode de début et ses progrès rentrant dans le cadre de la grossesse, et non dans celui de l'accouchement. Rappelons pourtant que l'on peut, en quelque mesure, chez la primipare notamment, diagnostiquer la date de la gros-

sesse d'après le niveau du col qu'il a déjà envahi dans sa
marche ascendante. Chez la multipare, ce diagnostic est
bien moins certain, la hauteur variable du col et l'appro-
priation spéciale du fait des grossesses antérieures qu'a
subies son tissu, rendant ce ramollissement plus précoce
et plus irrégulier.

Lorsqu'apparaissent les signes précurseurs de l'accouchement, le ramollissement est achevé.

A ce moment, à la consistance ferme que le col présente
en temps normal, s'est substituée une mollesse, une flaccidité telle, qu'on a peine à le distinguer des parois vaginales,
avec lesquelles il semble se confondre en fuyant sous le
doigt.

M. Tarnier (1) fait remarquer que, chez la primipare, il
n'atteint jamais le degré de mollesse qu'on trouve chez la
multipare, et qu'il semble au toucher que la partie cen-
trale du col garde encore une légère consistance.

Effacement. — Lorsque le ramollissement a envahi le
col dans toute sa hauteur, il subit une seconde transformation, caractérisée par son effacement progressif. C'est surtout cette question de l'effacement qui a suscité de nombreux travaux et de nombreuses controverses.

On peut compter que l'histoire de cette question a passé
par trois phases, marquée chacune d'un nom : Levret,
Stolz, Braune.

Levret dont l'opinion avait été partagée par ses contem-
porains, puis par Baudelocque, Désormeaux, etc., admet-
tait que l'utérus se développe aux dépens de son fond et
de son corps pendant les quatre ou cinq premiers mois de

____

(1) Tarnier et Chantreuil. Traité de l'Art des accouch., p. 196.

la grossesse, puis qu'à dater de ce moment, le col concourait à l'ampliation de la matrice en se dilatant *de haut en bas*. Les couches circulaires du col s'ouvrant successivement de haut en bas, il ne restait bientôt plus que l'anneau inférieur, l'orifice externe, qui fermât la matrice.

Cette opinion régna sans conteste jusqu'en 1826. A cette date *Stolz*, dans une thèse restée célèbre, émit cette doctrine que le col ne changeait pas de longueur avant les quinze derniers jours de la grossesse : ce qui a pu faire croire à une diminution de longueur, c'est, dit-il, l'affaissement et la mollesse de cet organe. Mais en y introduisant le doigt jusqu'à sa limite supérieure on constate aisément qu'il a toute sa longueur.

C'est donc seulement dans les quinze derniers jours que le col s'efface, et il s'efface de haut en bas jusqu'à confondre sa cavité avec celle de l'utérus, l'orifice externe fermant seule la grande cavité cervico-utérine.

Cette opinion fut classique pendant près de cinquante ans; à peine se trouva-t-il quelques dissidents. C'est ainsi que Charpentier (1) distinguant les primipares des multipares admit que chez les premières le col disparaissait de l'intérieur vers l'extérieur tandis que, chez les dernières, l'effacement se faisait en sens inverse, de l'extérieur vers l'intérieur.

Telle est aussi l'opinion de Litzmann (2), qui dit que chez les multipares plutôt que chez les primipares le canal cervical s'ouvre de l'orifice externe vers l'orifice interne, ce qui s'explique par la traction centrifuge exercée par les insertions du vagin sur l'utérus. Chez les primipares, au

(1) Notes ajoutées à la traduction de Schrœder. Paris, 1875, p. 103.
(2) Das Verhalten des cervix uteri in der Swangerschaft. (Arch. f. Gyn., B. X, 1-3 heft, 1877.)

contraire, dit cet auteur, l'exagération de la tension utérine, l'apparition prématurée des douleurs déterminent
l'ouverture du col de haut en bas et non plus de bas en
haut. Aussi trouve-t-on bien plus souvent chez celles-ci
les membranes décollées autour de l'orifice interne.

Au contraire pour Pénard (1), chez les unes comme chez
les autres, l'effacement du col se fait de bas en haut.

Ce n'est que dans ces derniers temps que de nouveaux
travaux ayant paru sur les rapports du corps et du col à la
fin de la grossesse, il sembla que tout devait être remis en
question. Aujourd'hui la lumière est loin d'être faite, en
sorte qu'il serait hasardeux de trop se prononcer dans un
sens ou dans l'autre.

Nous voudrions seulement pouvoir marquer brièvement
le point où l'on est arrivé.

Nous en sommes à la troisième phase, qui a pour point
de départ les travaux de Braune et de Bandl.

Dès 1872, Braune (2) avait remarqué sur des coupes d'u-
térus gravide congelé, que le col n'avait pas au moment
du travail les dimensions de 2 1/2 à 3 centimètres qu'il a
hors de l'état de gestation, mais bien les dimensions sur-
prenantes de 6 centimètres en avant et de 8 en arrière (3).
Ce fait anatomique ne pouvait passer inaperçu, il fut bientôt confirmé par divers auteurs, et provoqua de nouvelles
recherches sur l'effacement et la dilatation du col.

(1) Guide pratique de l'accoucheur. Paris, 1865, p. 43 et 44.
(2) Die Lage des uterus und fœtus am Ende der Swangerschaft.
Leipzig, 1872.
(3) Dans deux autopsies récentes, M. Tarnier a trouvé cinq centimètres de distance entre les deux orifices du col. (Tarnier et Chantreuil,
p. 580.)

Banld (1) admit l'augmentation de longueur du col pendant les six ou sept premiers mois ; elle pouvait même être du double. Mais *dans les derniers mois* le col diminue et contribue à former avec le segment inférieur de l'utérus un canal auquel fut donné en Allemagne le nom de *canal de Braune.*

A la fin de la grossesse le col ne fait pas tout entier partie de ce canal ; il en reste encore un petit moignon qui disparaît sous l'influence des premières contractions de l'accouchement. Lorsque le ramollissement a atteint le segment inférieur de l'utérus, alors l'orifice interne du col s'évase et forme avec le segment inférieur une cavité infundibuliforme ; de là le canal de Braune. La minceur des parois de ce canal le distingue facilement du reste de la cavité. A son bord supérieur il est limité par des fibres circulaires formant une saillie appréciable pendant les manœuvres de la version, et déterminant un anneau, appelé *anneau de Bandl.*

Ces recherches furent reprises par A. Martin (2) et longuement discutées à la Société obstétricale de Leipzig (séance du 19 février 1877) et à la réunion des gynécologistes à Munich (3).

L'opinion de Bandl, favorablement accueillie, fut encore appuyée par O. Küstner (4), qui prétendit même que la muqueuse cervicale pouvait se transformer en une caduque véritable.

(1) Ueber das Verhalten des Uterus und cervix in dir Swangerschaft und während der Geburt. (Stuttgart, 1876.)

(2) Das Verhalten des cervix uteri während der letzten Swangerschaftmonat. (Zeitschrift f. Gebürtshülfe u. Gyn. Bd I, Heft 2.)

(3) Arch. f. Gyn., B. XII, Heft 3.

(4) Beitrag zur Anatom. des cervix uteri währ. der Swang. u. Wochenbettes. (Arch. f. Gyn. B. XII, H. 3.)

Bandl (1) revint lui-même avec de nouveaux arguments en faveur de sa thèse, et admit comme Küstner que la partie supérieure de la cavité cervicale se tranformait, chez les femmes grosses pour la première fois, en une portion du corps de l'utérus qu'elle agrandissait d'autant, sa membrane muqueuse s'étant transformée graduellement en une véritable caduque (*decidue*). Dans les grossesses suivantes, la membrane qui tapisse cette portion supérieure du canal cervical ne retrouve plus les caractères d'une muqueuse cervicale, et reste « *decidue.* »

Selon Bandl, par conséquent, chez une multipare, l'orifice interne de l'utérus (appelé quelquefois *anneau de Muller*) n'est pas le véritable orifice interne, mais l'extrémité inférieure de cette portion du canal cervical définitivement transformée et fusionnée avec la cavité de l'utérus.

Cette portion du col limitée en bas par l'anneau de Muller, est séparée du reste de la cavité du corps par un rétrécissement très appréciable formé de fibres annulaires. Le véritable orifice interne est situé beaucoup au-dessus de l'anneau de Muller, et près de la partie moyenne de la cavité utérine.

Les travaux de Bandl, Martin, Küstner, etc., furent immédiatement pris à parti en Allemagne et vivement discutés.

Th. Langhans et P. Muller (2) présentèrent d'abord une observation qui était en opposition absolue avec celles de Bandl. Ils virent bien le cercle dit de Muller, mais au-

(1) Arch. für Gynec. Bd XIV, p. 237.

(2) Weiterer anatomische Beiträge zur Frage von Verhalten des cervix während der Swangerschaft. (Arch. f. Gyn., B. XIV, Heft 2, p. 184.)

dessus de lui, il n'en trouvèrent pas d'autre. La muqueuse utérine ne descendait pas dans le canal cervical.

P. Muller (1) soutint la persistance du col pendant la grossesse (opinion de Stolz) et déclara que ce n'était que par exception, et chez les femmes ayant eu beaucoup d'enfants, que l'on voit une partie du segment inférieur de l'œuf pénétrer dans la partie supérieure de la cavité cervicale.

Notons enfin le travail de F. Marchand (2), qui réunit tous les faits invoqués contre ceux de Bandl. Du reste, ajoute t-il, il ne faut pas exclure la possibilité de différences individuelles notables; il est bien probable que ces différences sont surtout accusées entre primipares et multipares.

De toutes ces recherches, en partie contradictoires, semble cependant ressortir un fait suffisamment démontré : c'est l'existence du canal de Braune, que M. Tarnier (3) appelle *canal cervico-utérin.*

Ce canal se forme-t-il, prématurément, dès le milieu de la grossesse (Bandl, Braune) ou bien n'est-ce que dans les derniers jours que la partie supérieure du col s'efface, et s'ouvre (Stolz)? C'est là un problème qui ne nous semble pas encore résolu. On voit que si les observations ultérieures viennent donner gain de cause à Bandl, l'ancienne opinion de Levret va retrouver la faveur dont elle a joui avant l'apparition du travail de Stolz.

Quant à la question de savoir si la muqueuse du canal

---

(1) Anatomischer Beitrag zur Frage vom Verhalten der cervix während der Swangerschaft. (Arch. f. Gyn., B. XIII, Heft I.)

(2) Noch einmal das Verhalten der cervix uteri in der Swangerschaft. Arch. f. Gyn. B. XV, H. 2.

(3) Traité de l'art des acc., 1re édit., p. 198.

de Braune peut se transformer en caduque véritable, nous croyons que dès aujourd'hui on répondrait par la négative.

Il nous reste à dire quelques mots sur *l'état des orifices du col* pendant la période d'effacement.

Jusqu'au début de l'effacement les orifices sont au nombre de deux, l'interne et l'externe. Pendant l'effacement, l'orifice interne disparaît et se trouve remplacé par un anneau du col situé au-dessous de la partie qui vient de s'évaser.

L'externe se présente alors sous la forme d'un anneau circulaire à bords lisses, polis, minces, sans inégalités ni cicatrices. On admet généralement qu'il reste fermé jusqu'au début du travail, sauf chez les femmes soumises à de fortes fatigues ou à un toucher répété.

M. Tarnier (1) l'a trouvé assez souvent entr'ouvert dès le début du neuvième mois. Joulin (2) l'a même vu entr'ouvert dès le huitième mois dans quelques cas. Cazeaux a nié pendant un temps cette perméabilité signalée déjà par Rœderer (1753) et que Dubois a constatée dans un certain nombre de cas.

L'orifice interne, ou l'anneau du col qui l'a remplacé, est souvent ouvert en partie, et admet le tiers de la phalange. Pajot (3).

Tout autre est l'aspect qu'ils présentent, chez la femme qui a déjà été enceinte : orifice externe large, béant, à bords irréguliers, plus ou moins échancrés, quelquefois renversés en dehors ; orifice interne ordinairement fermé, froncé, mais facile à distendre, tels sont alors leurs caractères.

<hr>

(1) Traité de l'art des accouchements, 1re éd., p. 198.
(2) Traité complet d'accouchements, 1866.
(3) Travaux d'obstétrique et de gynécologie, 1882, p. 3.

Il n'est pas rare, néanmoins, de voir chez les pluripares la disposition du museau de tanche que nous avons indiquée plus haut comme caractéristique d'une première grossesse. Ces cas, d'après Nægele et Grenser (1), se rapportent en général, mais pas exclusivement, à des femmes dont le dernier accouchement remonte à une époque assez éloignée (trois, huit, dix ans).

Ces différences ont paru à Wieland (2) plus théoriques que réelles ; mais tout en faisant la part large aux exceptions, on peut les regarder comme étant l'expression de la vérité.

Lorsque l'effacement est achevé, il ne reste plus qu'un seul orifice à l'utérus, l'orifice externe. Ordinairement il est fermé, on admet à peine la pulpe du doigt. Sa minceur extrême, la régularité et la tension de son contour le rendent souvent difficile à reconnaître, lorsqu'aucune saillie ne le distingue plus des parties voisines.

Il ne rappelle en rien celui de la multipare dont les lèvres molles, boursoufflées, irrégulières, livrent au doigt un libre passage jusque sur les membranes.

Il nous resterait maintenant à examiner la troisième modification du col : *sa dilatation*; mais cette étude trouvera sa place naturelle lorsque nous considérerons la symptomatologie du travail.

3o *Modifications des propriétés de l'utérus.* — Nous avons vu les modifications que l'état de grossesse apportait à la situation et à la configuration de la matrice, et notamment

(1) Traité pratique de l'art des accouchements, p. 100.
(2) Etude sur l'évolution de l'utérus, etc. Thèse de Paris, 1858.

ce que ces modifications avaient de spécial à la femme primipare (1).

A considérer les différences radicales qui existent entre l'utérus hors l'état de gestation et l'utérus gravide, on conclurait volontiers, a priori, à des différences tout aussi importantes dans ses propriétés. Pourtant il n'en est rien et le professeur Pajot a pu dire : « La grossesse ne crée aucune propriété nouvelle. » Elle ne fait qu'exalter celles qui existent chez la femme nullipare.

Consistance.— Fibreuse, hors l'état de gestation; elle devient molle, souple et élastique pendant la grossesse et permet alors au fœtus des déplacements partiels ou totaux.

La souplesse des parois utérines permet aussi le palper abdominal, précieux élément de diagnostic pour la recherche des présentations et des positions.

Elle est moins prononcée chez la primipare que chez la femme dont l'utérus a déjà été distendu par des grossesses antérieures ; aussi a-t-on souvent quelque peine à faire chez la première les manœuvres du palper, d'autant plus que la paroi abdominale n'a pas non plus cette flaccidité, cette dépressibilité qu'on trouve chez les multipares.

Extensibilité. — Cette propriété découle de la précédente : le ramollissement du tissu utérin permet au fœtus de distendre la matrice, d'y exécuter des mouvements et des mutations.

Ces mutations seront nécessairement d'autant plus fré-

(1) Nous avons, de parti pris, laissé de côté les modifications de structure : ce chapitre, des plus vastes par lui-même, ne comportent aucun point de vue spécial au sujet que nous traitons ici.

quentes que la souplesse et l'extensibilité de l'utérus seront portées plus loin. Aussi sont-elles rares chez les primipares. Credé (1), Hecker (2), Valenta (3), Schroeder (4), Sutugin (5), etc.

Chez la primipare, la stabilité de la présentation s'observe dès la trentième semaine, alors qu'on ne l'observe que beaucoup plus tard chez la multipare.

En moyenne (Schulze) (6), dès les huit dernières semaines les primipares offrent quatre modifications, les multipares le double environ.

Pendant le dernier mois, la fréquence des changements de présentations est à celle des changements de position comme sept est à quatre-vingt-trois chez les premières et comme quarante-six est à cinquante-quatre chez les dernières. (Voy. Pinard, Traité du palper abdominal, Tarnier et Chantreuil, loc. cit., p. 469.)

Sensibilité. — Elle est vague et obtuse en dehors de la grossesse ; pendant l'état de gestation, et surtout vers la fin, elle se réveille et se manifeste par la douleur sourde (*mouches*) qu'on observe pendant le dernier mois. On la surexcite au plus haut point en portant directement la main dans la matrice en vue de la version ou de la délivrance artificielle.

(1) Obs. de fœtus situ inter gross. Lipsiæ, 1862 et 1864.
(2) Klinik der Geb., 1861, vol. I, p. 17 et vol. II, p. 53.
(3) Monats. f. Geb , vol. XXV, p. 172.
(4) Swangerschaft. Geb. u. Wochenbett, p. 21 à 33.
(5) Ueber die Lage der Frucht während der Swangerschaft. (Peterbourg med. Zeitschr., 1875.)
(6) Unters. ueber den Wechsel der Lage u. Stell d. Kinds. Leipzig 1868.

Irritabilité. — Tarnier désigne sous ce nom la propriété en vertu de laquelle l'excitation des nerfs de l'utérus détermine sa contraction réflexe. Fort variable suivant les sujets, elle semble portée à son plus haut degré au terme de la grossesse Une influence insignifiante la réveille et provoque des contractions passagères qui font croire à un accouchement prochain.

Elle s'émousse à la longue ; les mères qui ont eu beaucoup d'enfants n'éprouvent plus guère ces douleurs préparatoires intermittentes qui pendant le dernier mois donnent si souvent de fausses alertes aux jeunes femmes.

Contractilité. — C'est la propriété fondamentale du muscle utérin, l'agent essentiel de l'accouchement. Nous nous réservons de l'étudier en détail lorsque nous aborderons le chapitre du travail.

Rétractilité. — Ainsi que le fait remarquer le professeur Pajot, c'est là une propriété différente de la contractilité. C'est grâce à elle que la matrice revient toujours sur elle-même. — Lorsqu'elle fait défaut, la matrice devient inerte, et ne réagit plus sur son contenu. Il est ordinaire de voir alors l'inertie par manque de rétractilité s'accompagner d'un affaiblissement souvent absolu des contractions, d'où une suite de dangers et de complications au cours de l'accouchement. (Voir plus loin : durée du travail et primipares âgées.) A l'inverse, elle peut prendre un caractère spasmodique qui a aussi sa signification spéciale, et comporte des indications particulières.

II. MODIFICATIONS DES ANNEXES DE L'UTÉRUS.

L'enclavement de l'utérus dans le dédoublement des ligaments larges tendus d'une extrémité à l'autre du diamètre transversal de l'excavation, ses attaches aux ligaments ronds et utéro-sacrés, la richesse de ces parties en fibres conjonctives et musculaires, enfin l'appui qu'il prend sur ses insertions vaginales, lui assurent une fixité relative qui prévient ses déplacements. La grossesse, en rendant ces déplacements inévitables, va violenter les attaches de la matrice et distendre ses liens. On sait l'influence que ce relâchement peut avoir plus tard sur les maladies de matrice qu'il provoque ou entretient. Son influence n'est pas moindre lorsqu'on la considère au point de vue comparatif de la première grossesse et des grossesses subséquentes.

1° *Ligaments larges.* — A mesure que l'utérus s'élève, il entraîne les ligaments larges ; finalement, ceux-ci deviennent presque verticaux, et s'allongent notablement, en même temps que leur épaisseur s'accroît par une production hyperplasique portant sur tous leurs éléments, mais surtout sur les fibres musculaires de Rouget.

Après l'accouchement, ils tendent à reprendre leur situation et leur fixité primitive ; mais ils ne la retrouvent jamais intégralement, à moins qu'une période de repos suffisante ne sépare la deuxième grossesse de la première.

2° *Ligaments ronds et utéro-sacrés.* — On peut faire à propos de ces ligaments les mêmes remarques.

Ils se distendent, se ramollissent, s'hypertrophient, puis

la grossesse passée, reviennent lentement et souvent incomplètement à leur état normal.

Le palper permet de sentir la corde dure que forment les ligaments ronds, sur les côtés de la matrice pleine.

On les sent plus facilement chez la primipare que chez la pluripare, d'après Litzmann (1), ce qui tiendrait à leur rigidité plus grande. C'est cette rigidité et la tension forcée qu'ils éprouvent que cet auteur invoque, pour expliquer l'engagement précoce de la tête chez la femme qui en est à son premier enfant.

On voit, en somme, que l'effet d'une première grossesse est de distendre, d'allonger et de tirailler les ligaments fixateurs de la matrice, et qu'une fois cet effet produit et la grossesse passée, ces ligaments ne retrouvent jamais intégralement leur constitution et leurs vertus primitives.

Qu'en résulte-t-il? Un obstacle à l'accommodation. L'importance des annexes utérines parmi les causes qui peuvent faciliter ou pervertir l'accommodation du fœtus à son réceptacle est aujourd'hui démontrée. Que l'on ajoute, à la laxité plus grande de ces liens après une ou plusieurs grossesses, le relâchement progressif de la paroi abdominale (Pinard) et l'élasticité moindre du muscle utérin, et l'on comprendra que la pluriparité ne peut que rendre l'accommodation moins parfaite.

La loi de Pajot montre aussi que l'accommodation amène les meilleures présentations chez les primipares qui, plus que toutes autres, remplissent les conditions favorables à une adaptation parfaite.

On trouve en effet une proportion moindre de présenta-

(1) Litzmann. Loc. cit.
  Dieterlen.

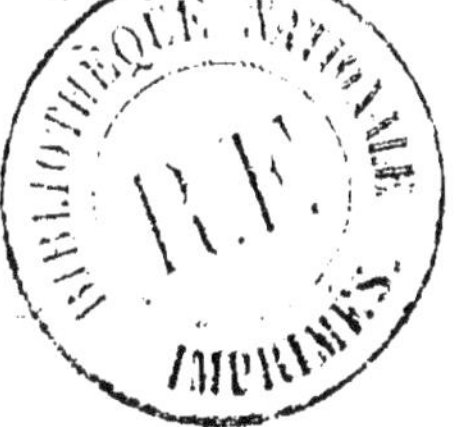

3

tions anormales (face, siège, tronc) chez les primipares que chez les multipares (Pinard) (1).

Et si de la présentation nous passons à la position, nous constatons encore que la primipare a l'avantage.

En effet, on est généralement d'accord pour admettre que, dans la présentation du sommet, il y a en moyenne deux occipito-iliaques gauches antérieures pour une droite postérieure. (Nægele, Cazeaux, Pinard.)

Or, dans les relevés statistiques que nous avons faits, nous avons pu constater que cette proportion n'était plus exacte lorsqu'on pointait séparément primipares et multipares.

Nous avons pu réunir et comparer 2,370 cas de primipares accouchant à terme, en présentation du sommet et sans complications. En faisant le relevé des positions, nous avons trouvé, non plus deux, mais bien quatre occipito-iliaques gauches pour une droite postérieure.

La position en O I G A, la plus favorable de toutes à l'accouchement physiologique, est donc proportionnellement plus fréquente chez la primipare que chez la femme qui a déjà eu des enfants.

En présence d'un pareil résultat, nous ne pouvons nous empêcher de croire que si le produit d'une première grossesse se place plus souvent que celui d'un utérus qui a déjà porté, dans la position physiologique, ou normale par excellence, cela tient probablement à ce que les causes qui pourraient troubler l'accommodation de ce dernier n'existent pas pour lui au même degré.

(1) Voy. Martel. De l'accommodation obstétrique. Paris, 1878.

III. Modifications du vagin et des parties génitales externes

Nous venons de voir ce qui dans la modification de l'utérus et de ses annexes intéressait la primipare. Nous avons vu qu'elles étaient telles que le fœtus se trouvait placé dans les meilleures conditions de stabilité et de bonne attitude, et qu'à mesure que les grossesses venaient à se répéter, ces conditions devenaient de moins en moins bonnes.

Si nous abordons maintenant l'étude des voies génitales extérieures, nous verrons au contraire ces parties opposer un obstacle sérieux à la sortie d'un premier fœtus, tandis qu'elles ne joueront plus qu'un rôle secondaire dans l'expulsion des produits suivants.

La primiparité a donc pour elle la stabilité et la fréquence des bonnes attitudes du fœtus; elle a contre elle l'obstacle des parties molles.

Il va sans dire que nous ne nions nullement l'importance que la résistance ou l'étroitesse de ces parties peut avoir même chez une multipare; ce n'est, en effet, qu'après avoir fait la part la plus large aux exceptions que nous croyons pouvoir établir cette distinction, qui est notamment vraie lorsqu'on compare la marche d'un premier accouchement avec celle des suivants, surtout si ceux-ci ont été nombreux et rapprochés.

1° *Le vagin* qui s'était allongé pendant les premiers mois de la grossesse, sous l'influence de l'ascension de l'utérus, se raccourcit au contraire pendant le dernier mois alors que le segment inférieur de la matrice vient à descendre dans l'excavation. En même temps sa partie supérieure s'élargit suffisamment pour coiffer la partie la plus dé-clive de la tête. Tous ses éléments s'hypertrophient; sa sécrétion devient plus abondante; assez souvent, cette hypersécrétion s'accompagne d'une production abondante de granulations qui couvrent comme d'un semis toute la muqueuse.

Le développement vasculaire est porté à son plus haut point (teinte bleuâtre de la muqueuse, pouls vaginal, varices).

Les plans musculaires prennent aussi part à cet accroissement, comme l'a démontré Rouget. La contraction de ces muscles (fibres propres, constrictor cunni, faisceau du releveur anal) permet au vagin d'expulser les caillots ou le placenta dégagé du col.

M. Budin (1) a appelé l'attention sur la part que prenait dans la contractilité du vagin le faisceau du releveur de l'anus.

Dans les cas exceptionnels où il est très développé, ce muscle forme un véritable anneau autour du vagin à une certaine distance au-dessus de son orifice. C'est à ce faisceau, auquel Savage (2) a donné le nom de pubio-coccygien, bien plus qu'au constricteur qu'il faut attribuer la contracture spasmodique observé dans certains cas (F. Benicke (3). On a alors affaire au vaginisme supérieur de Revillot (4), en opposition avecle vaginisme inférieur produit par le constricteur du vagin.

(1) Quelques remarques sur la contraction physiologique et patho-logique du releveur de l'anus chez la femme. Progrès médical, 1881.
(2) Surgical anatomy of the female organs.
(3) Ueber die Geburtstörungen durch die weichen Geburtswege. In Zeitsch. f. Geburtsh. u. Gyn., 1878.
(4) Les constricteurs du vagin : le vaginisme supérieur et le vaginisme proprement dit. Gaz. hôp., 1874, n° 100.

Dans certains cas, on observe une véritable contracture permanente du releveur anal, appréciable au toucher, et pouvant faire obstacle au passage du fœtus.

Dans un cas cité par Benicke on dut avoir recours à la crâniotomie. Dans un autre cas appartenant à Reviliout, l'introduction du forceps par un accoucheur distingué ne fut possible qu'après débridement au bistouri du point où se trouvait la bride musculaire qu'on avait cru d'abord de nature cicatricielle. Ce spasme cède pourtant facilement aux narcotiques et aux applications directes de belladone.

M. Budin cite plusieurs cas observés par lui où cette contracture se manifesta très nettement.

2° *Vulve.* — Elle devient souple, humide, souvent turgescente et gonflée. Les *grandes lèvres* présentent une pigmentation analogue à celle des mamelles. La muqueuse est violacée comme le vagin.

3° *Les petites lèvres,* longues, pendantes, bleuâtres, ont été considérées par Dionis, Levret et leurs successeurs, comme des replis de la vulve destinés à se déplisser et à disparaître pendant l'accouchement, de façon à augmenter l'ampliation de la vulve. Mais cette assertion n'est nullement conforme aux faits, ainsi que Velpeau (1) l'a montré.

4° *Hymen.* Que devient l'hymen pendant l'accouchement et quel rôle y joue-t-il? Et tout d'abord, le trouve-t-on nécessairement rompu chez les femmes grosses? Nullement; et les faits de grossesse avec persistance de l'hymen ne sont pas rares. On pourra donc le trouver intact chez la primipare, et jamais croyons-nous chez la multipare, un

(1) Velpeau. Traité des accouchements, p. 45.

premier accouchement à terme en déterminant toujours la rupture.

Velpeau (1) cite un grand nombre de cas de persistance de cette membrane, empruntés à Fabrice de Hilden, Viardel, Flamand, Peu, Merrimann, etc.

Parmi les auteurs plus récents, nous pouvons citer Braun (2), Buschmann (3) qui en décrivent tous deux plusieurs cas. Burgess (4) cite même un cas de grossesse à terme avec oblitération complète de l'hymen, qu'on fut obligé d'inciser. L'auteur pense qu'il y avait à l'époque de la conception un pertuis très étroit qui s'est oblitéré au cours de la grossesse.

Enfin Cazeaux (5) signale un fait observé par Meckel aîné et rapporté par Tolbey relatif à une jeune femme qui, après avoir mis au monde un fœtus de cinq mois enveloppé de toutes ses membranes, n'en conserva pas moins son hymen intact, circulaire et tendu.

On admet généralement que l'hymen, rompu dans le premier rapprochement sexuel, est remplacé par les *caroncules myrtiformes*. Mais cette opinion a rencontré de nombreux adversaires : Næwele et Grenser (6) considèrent même que ces caroncules sont indépendantes de l'hymen, et ne sont probablement que les terminaisons des colonnes du vagin.

(1) Loc. cit., p. 69-70.

(2) Ueber Swangerschaft u. Geburt bei unverscherten hymen. Wiener med. Wochens., n° 14, 1876.

(3) Quatre cas de persistance de l'hymen jusqu'à l'acc., ibid., n° 51, 1879.

(4) Pregnancy with un ruptured and imperf. hymen. Lancet, août 1876.

(5) Traité de l'art des acc., 9° éd., p. 700.

(6) Loc. cit.

Schroeder prétend que l'hymen présente des aspects divers et caractéristiques. D'après lui, chez les primipares on ne trouve que des déchirures plus ou moins étendues du bord libre, tandis que sa base est continue.

Dans la plupart des cas, il n'y a que peu de déchirures ; au contraire quelquefois le rebord de la membrane présente l'aspect dentelé. Par contre, chez les multipares on voit à l'entrée du vagin, à la place où se trouvait l'hymen, ce qui a été décrit si longtemps sous le nom de caroncules myrtiformes, c'est-à-dire de petites languettes ou saillies verruqueuses au nombre de deux ou trois et quelquefois davantage.

Des recherches récentes de M. Budin (1) l'ont conduit à considérer les caroncules comme des débris de l'hymen produits non par le commerce sexuel, mais par le premier accouchement. D'après cet auteur, l'hymen en tant que membrane propre spéciale, distincte et indépendante, n'existe pas. La membrane qui apparaît sous les yeux lorsqu'on examine les organes génitaux et qu'on a décoré du nom d'hymen n'est autre chose que l'extrémité antérieure du vagin faisant saillie sur la muqueuse vulvaire entre les petites lèvres. Le rapprochement sexuel y détermine généralement des fissures plus ou moins profondes mais à bords rapprochés.

Pendant le premier accouchement on peut voir une bride coupante, blanche, tendue sur la tête et constituée par l'orifice antérieur du vagin. Pour Olshausen (2) cette bride serait le constricteur du vagin.

(1) Recherches sur l'hymen et l'orifice vaginal. Progrès médical, 1879.

(2) Ueber Dammverletzung, etc., in Sammlung klin. Vorhäge von Volkmann, 1872.

Voyez M. Duncan. Papers of female perineum, p. 23, 24 et chap. I, 2, 3.

Pour Budin c'est l'hymen. Cette bride hyménale se rompt toujours au passage de la tête, et donne alors lieu à une légère hémorrhagie. Après sa rupture, ses débris forment les petits tubercules rougeâtres connus sous le nom de caroncules.

Tant que la bride n'est pas rompue, la tête est arrêtée dans sa progression. Elle est le principale obstacle à la sortie de la tête chez la primipare. Après sa rupture, celle-ci se défléchit sans aucune difficulté.

Dans certains cas on pourrait être amené à en pratiquer la section au bistouri.

Nous croyons que cette bride peut en effet faire obstacle au passage de la tête mais qu'il ne faut pas pour cela faire fi de la résistance du périnée.

Nous avons pu constater plusieurs fois un arrêt de la tête persistant, avant qu'elle soit apparue dans l'aire des grandes lèvres; nous avons aussi constaté au moment où, la résistance vaincue, la tête reprenait sa progression, qu'un nouvel arrêt survenait au niveau des grandes lèvres alors que le périnée distendu se trouvait plaqué sur la tête, et que la déflexion ne s'achevait qu'après une légère déchirure de la fourchette ou un petit débridement au bistouri.

5° *Périnée.* — Le périnée éprouve des modifications du même ordre que celles du vagin et de la vulve; nous ne nous y arrêterons pas davantage.

Ce qui est remarquable c'est l'élasticité et l'extensibilité qu'il acquiert à la fin de la gestation. Si ses tissus ne subissaient pas une préparation spéciale, chaque accouchement amènerait une déchirure très étendue. Tarnier (1).

(1) Traité de l'art des acc., 1re éd., p. 323.

Mais de tous les tissus qui entrent dans sa composition, quels sont ceux qui sont les agents actifs de la résistance ? On accuse généralement ses muscles de former un antagonisme puissant à l'action de l'utérus et des muscles abdominaux.

Pour Joulin (1), c'est là une erreur. Lorsque la tête distend le périnée dans quel état se trouvent les muscles du périnée ? Ils sont paralysés par compression et par extension forcée ; leur faiblesse organique exclut du reste toute idée d'antagonisme avec l'utérus.

On est de plus dans l'impossibilité de percevoir leur contraction ; on constate plutôt leur relâchement complet, notamment pour le releveur anal (2).

Il faut donc chercher la cause de la résistance du périnée dans la distension mécanique de la peau qui doit se faire dans un temps extrêmement court, et dans les plans fibreux formant les aponévroses si nombreuses de cette région.

Nous adoptons pleinement cette manière de voir ; et nous ferons un rapprochement entre la peau du périnée et celle de la paroi abdominale. Il est des périnées qui résistent bien ; d'autres qui se déchirent, quel que soit le soin qu'on mette à les protéger ; il est de même des parois abdominales qui se laissent distendre sans jamais présenter de vergeture, tandis que d'autres s'éraillent de bonne heure. Or, dans quelques accouchements de primipares nous avons

______

(1) Moniteur des sciences médicales, 1861. Du véritable rôle des muscles du périnée dans la parturition et Traité complet d'accouch. Paris, 1866.

(2) Remarquons de plus que pendant l'accouchement, la chloroformisation poussée jusqu'à résolution musculaire n'amène pas le relâchement du périnée.

remarqué l'élasticité du périnée et son intégrité après l'ac
couchement, chez des femmes qui n'avaient pas de vergetures ou qui en présentaient à peine des traces.

On pourrait donc bien ou mal augurer du sort du périnée d'après l'absence ou l'abondance des vergetures de la
pario abdominale.

Si chez les multipares la résistance qu'il oppose à la
tête est en général beaucoup moins considérable, cela
tient sans doute, en partie, aux légères déchirures du premier accouchement ; mais ne pourrait-on pas aussi invoquer le relâchement de la peau qui a persisté après la première grossesse, et de celle-ci à la suivante, absolument
comme persiste le relâchement des parois abdominales qui,
pas plus que le périnée, ne retrouvent leur fermeté et leur
élasticité primitives ?

Fasbender (1) qui a mesuré 150 périnées de primipares
a trouvé une longueur moyenne de 3 centimètres de long,
oscillant entre 1,5 et 5 centimètres. Et, résultat inattendu,
dit-il, plus le périnée est étendu, moins les déchirures sont
fréquentes. Nous nous rendrons cependant compte de cette
particularité, en observant que sur les périnées étendus,
le tiraillement de la peau est réparti sur une surface suffisante, tandis que dans les périnées courts, il porte tout
son effort sur un champ restreint, et par conséquent y
peut plus facilement forcer les limites de la distension.

Pour Fasbender, cela tient à ce que dans les cas où le
périnée est peu étendu, la tête ne garde pas absolument la
direction de l'axe du détroit inférieur, et se dégage trop
vite, avant que le point sous-occipital soit bien en place
sous la symphyse pubienne.

(1) Ueber Verletzung und Schutz des Dammes. Zeitschr. f. Geburts.
u. Franenkr. II, Bd. I, heft, p. 43.

Remarquons enfin que s'il est un tissu dont on puisse dire que l'âge le racornit, le rend dur et coriace, c'est bien la peau ; or, chez les femmes âgées qui sont enceintes pour la première fois, on doit s'attendre à tous les obstacles que peut susciter à l'expulsion du fœtus un périnée qui n'a pas été distendu à l'âge propice et que le nombre des ans a rendu dur et inextensible. (Voy. durée du travail) (1).

IV. — MODIFICATIONS DES ARTICULATIONS DU BASSIN.

La suractivité fonctionnelle que la grossesse imprime à tout l'appareil génital s'étend aussi aux articulations du bassin. Elles peuvent alors exécuter certains mouvements de glissement, d'écartement, dont elles sont incapables hors de l'état de gestation. Mais, ainsi que le fait remarquer Jacquemier, elles n'arrivent pas à augmenter d'une manière bien efficace les diamètres du bassin. Elles servent bien plus à faciliter la décomposition des mouvements et à atténuer les secousses de la marche. (Tarnier.)

Ces modifications portent surtout sur la symphyse pubienne et sur l'articulation sacro-coccygienne.

1° *Symphyse pubienne.* L'hypertrophie du fibro-cartilage inter-articulaire est facile à apprécier par le toucher vaginal et par la mensuration de la distance qui sépare les deux

____

(1) Voy. Gaillard Thomas. Du périnée chez la femme. Anat. phys. path. New-York med. journ., avril 1880.

    Garrigues. Du périnée en acc. Americ. Journ. of obst., vol. XIII, p. 231, 1880.

    David Berry Hart. Anat. top. du plancher pelv. chez la femme. Thèse d'Edimbourg, 1880.

épines du pubis. Son ramollissement se démontre par la constatation de mouvements provoqués.

M. Budin (1) a étudié l'état de cette symphyse sur plus de 80 femmes enceintes, et chez toutes constata une certaine mobilité à la fin de la grossesse. Elle est d'autant plus considérable, en général, que la femme a eu plus d'enfants. Peu étendue chez les primipares, cette mobilité l'est beaucoup plus chez les femmes qui ont déjà eu plusieurs grossesses (2).

2° *Articulations sacro-coccygienne et inter-coccygienne.* Ce sont les plus mobiles de toutes ; elles permettent une augmentation de 1-3 centimètres du diamètre antéro-postérieur du détroit inférieur. On conçoit dès lors que l'ankylose du coccyx puisse devenir une cause de dystocie (Tréfurt) (3).

Autrefois, on accordait une grande valeur pronostique à l'ankylose coccygienne : c'était là le principal obstacle à un bon nombre d'accouchements. On s'efforçait alors de vaincre cette raideur articulaire et de refouler en arrière le coccyx.

Pour ce qui est des primipares âgées, Mauriceau (4) fait remarquer que « les parties qui sont plus sèches et plus dures ne peuvent pas facilement prêter à la dilatation néces-

---

(1) Progrès médical, 1876.

(2) Ajoutons pourtant que d'après un travail tout récent de Korsch. (Ueber die Beweglichkeit der Gelerkverbindungen des Beckens. Zeits. f. Geburts, Bd VI, H. 1, p. 40) le nombre des accouchements n'aurait aucune influence sur le degré de mobilité des articulations pelviennes.

(3) Ueber die anchylose des Steissbeins. Gottingen, 1836.

(4) Œuvres. 2 vol. in-4. Paris, 1740, t. I, p. 260 et suiv.

saire, et outre cela les vieilles ont l'articulation du coccyx ou croupion plus ferme... »

Deventer (1) exprime la même opinion et conseille le refoulement du coccyx. Telle est aussi la pratique que suivent Sennert, Peu.

Pourtant, de La Motte (2) proteste contre le rôle accordé à cette articulation, et lui refuse toute influence dans l'accouchement des primipares âgées.

Le refoulement du coccyx avec le doigt, si en faveur autrefois, est complètement abandonné aujourd'hui, et, sans se préoccuper de l'obstacle que cette saillie osseuse peut apporter à l'issue de la tête, c'est à d'autres modes d'intervention qu'on s'adresse lorsqu'on veut intervenir pour vaincre les résistances que peut éprouver le fœtus au niveau du détroit inférieur.

(1) Observations importantes sur le Manuel des acc., etc., trad. par J. Bruhier d'Ablincourt. Paris, 1734.

(2) Traité complet des acc. nat. non nat, etc., in-4. Paris, 1721, t. I, L. 2, p. 383 et suiv.

CHAPITRE II.

De l'accouchement chez la primipare.

I. — Période prodromique.

Lorsque la grossesse approche de son terme, il se fait dans l'organisme maternel un travail préparatoire, pendant lequel les voies génitales se ramollissent et le col s'efface. Le plus ordinairement ce travail se manifeste par des symptômes plus ou moins accentués.

Ce sont les préliminaires de l'accouchement, le temps secret, le travail insensible de quelques auteurs.

On en fait généralement le premier temps de l'accouchement. Remarquons cependant qu'il n'implique pas nécessairement que l'accouchement soit en train de se faire.

Il arrive en effet, quelquefois, que ces symptômes, au lieu d'être suivis des douleurs franches du travail, viennent à rétrocéder, et se calment tout à fait pour un temps variable.

Ce stade de préparation débute avec les premières contractions sensibles de l'utérus.

Il est à peu près impossible de préciser à quel moment du dernier mois il apparaît.

Chez la primipare, il est en général précoce et peut survenir trois à quatre semaines avant l'accouchement, tandis que chez les femmes qui ont eu un certain nombre d'enfants, il est plus tardif, coïncide avec les derniers jours de la grossesse ou même fait complètement défaut.

Ceci peut-être vrai, d'une manière générale, mais il faut faire une large part aux exceptions. Burdach et d'autres auteurs signalent même, chez les femmes qui ont déjà été mères, l'apparition de ces phénomènes précurseurs un mois avant le vrai travail et avec plus d'intensité que plus tard, puis leur disparition presque complète dans les derniers jours.

Quoi qu'il en soit, au début de ce stade, la femme éprouve un certain malaise, une vague inquiétude ; elle est nerveuse, agitée, dort d'un sommeil pénible, et perd l'appétit. Beaucoup d'auteurs insistent au contraire sur l'euphorie, la sensation de bien-être, la facilité des digestions et de la respiration, le calme d'esprit des femmes à ce moment. Cazeaux déjà a manifesté des doutes sur les avantages de ce stade et le soulagement qu'il apporterait à la femme.

S'agit-t-il d'une première grossesse, nous ne pensons pas qu'à cette période la situation de la femme soit meilleure qu'auparavant. Il est vrai qu'en général la respiration est plus facile, et la digestion moins laborieuse. La femme est plus libre du haut du ventre ; elle sent que l'utérus ne remonte plus aussi haut qu'auparavant : « Son ventre est tombé », dit-elle ; mais par contre la descente de l'utérus, qui a dégagé le diaphragme, amène dans le petit bassin des compressions viscérales qui suscitent des symptômes très pénibles.

Une sensation de pesanteur du côté du rectum, amenant souvent une constipation plus opiniâtre qu'à aucun autre moment de la grossesse ; la turgescence et la procidence des bourrelets hémorrhoïdaux qui souvent sont très douloureux, une plus grande tendance à l'œdème des membres inférieurs, aux névralgies des branches nerveuses lombaires ; puis du côté de la vessie, par la compression de son col, d'incessants besoins d'uriner, besoins douloureux impérieux, irrésistibles, au point que, n'était la limpidité de l'urine, on croirait être en présence d'une cystite.

Cet ensemble symptomatique est dû à la descente de l'utérus dont le segment inférieur coiffant la tête fœtale s'enfonce dans l'excavation. Il n'est pas rare de trouver la tête fœtale au détroit inférieur quinze jours avant l'accouchement.

L'engagement est au contraire bien plus tardif chez les pluripares. Souvent même, chez elles, la tête ne franchit le détroit supérieur qu'au cours de la période de dilatation.

En même temps qu'il descend dans l'excavation par son segment inférieur, l'utérus s'incline en avant par son fond.

La paroi abdominale qui jusqu'à ce moment avait empêché la bascule en avant de l'utérus, à la façon d'une sangle élastique et résistante, cède enfin, et permet l'inversion en avant de la grosse extrémité de la matrice.

La conséquence de cette antéversion est la position nouvelle que prend le col qu'on retrouve souvent avec quelque difficulté logé dans la concavité du sacrum sous la forme d'une petite fossette lenticulaire presque plane (Nægele et Grenser).

C'est à cette antéversion surtout que Stolz (1) attribue le relâchement de la région épigastrique. Il fait remarquer que chez les femmes qui ont déjà été mères, le fond de l'u-

____

(1) Stolz. Art. Accouchement. Dict, de méd. et de chir. prat.

térus ne remonte jamais aussi haut, les premières gro sses-
ses ayant vaincu l'élasticité de la sangle abdominale per-
mettant à la matrice de distendre et de refouler la paroi du
ventre dès qu'elle a dépassé de quelques travers de doigt
la crête pubienne.

En même temps qu'il s'abaisse et s'infléchit en avant,
l'utérus devient le siège de contractions douloureuses.

Ces douleurs (*dolores præsagientes, mouches*) par lesquelles l'utérus essaye pour ainsi dire ses forces, ne sont réellement bien douloureuses que chez les femmes très sensibles et principalement chez les primipares. Ordinairement
c'est moins une douleur véritable qu'une sensation pénible de tension, de constriction de la matrice accompagnée
d'un tiraillement incessant vers la région sacrée.

Ces symptômes font ordinairement défaut chez la pluripare ou bien sont très tardifs et n'apparaissent qu'un ou
deux jours avant l'accouchement (Nægele et Grenser.)

Au reste, une fois la période prodromique ouverte, la
primipare, tourmentée, inquiète de ce qui l'attend, redou-
tant les douleurs et les lenteurs d'une première couche, vit
dans de continuelles alarmes.

Les crampes, revenant souvent par accès de quelques
heures de durée, font croire à un accouchement imminent.
On s'y prépare, on l'annonce, puis la crise passe et le
calme renaît. Les fausses alertes se renouvellent, réveil-
lant à chaque fois les angoisses de la malade, jusqu'au jour
où le caractère des douleurs s'accentue et se précise, où
leur fréquence et leur répétition annoncent enfin le terme
de cette longue période préparatoire.

Dans le cours ou vers la fin de ce premier stade, les
parties génitales externes se ramollissent, se tuméfient et
donnent issue à une sécrétion muco-gélatineuse.

C'est pendant cette période que s'opère ou s'achève l'effacement du col utérin.

Lorsqu'il est achevé, la recherche de l'orifice cervical par le toucher peut être rendue très difficile à cause de l'amincissement extrême des bords de l'orifice, de l'absence de toute saillie appréciable, et de la situation reculée qu'occupe cet orifice dans la concavité du sacrum.

Ses bords amincis comme une feuille de papier, tendus par la contraction utérine, réguliers, lisses, nettement circulaires, donnent au doigt une sensation caractéristique. Ce n'est que chez les femmes qui, dans les hôpitaux, sont touchées par un grand nombre d'élèves, qu'on peut trouver les lèvres du col épaisses, tuméfiées, et rappelant ainsi l'aspect qu'elles présentent et la sensation qu'elles donnent chez les multipares (Depaul).

Du reste, chez ces dernières, le col devenant perméable longtemps avant l'accouchement, on peut percevoir par le toucher, pratiqué pendant une contraction, la sensation des membranes qui viennent bomber et refouler le doigt.

Chez la primipare, au contraire, le col restant ordinairement fermé jusqu'à effacement complet, on ne sent les membranes qu'une fois le travail commencé.

En somme, il n'y a à cette période, entre les femmes qui accouchent pour la première fois et celles qui ont déjà subi cette épreuve, d'autres différences fondamentales que celle que révèle le toucher vaginal.

On peut de plus admettre, toutes exceptions réservées, que si les premières ont en général de bonne heure la sensation pénible de la contraction utérine, cette sensation ne devient vraiment douloureuse que dans les derniers jours ou les dernières heures de la grossesse. Par contre, c'est déjà dans la première moitié du neuvième mois qu'elles éprouvent les symptômes si pénibles qui caractérisent la descente de la tête dans l'excavation.

Elles n'ont donc, à l'inverse de ce qui arrive aux multipares, aucun soulagement, aucune euphorie à espérer des derniers moments de leur grossesse, et c'est ordinairement fatiguées et énervées par de longs jours de peine, qu'elles vont aborder les souffrances du travail proprement dit.

II. — Période de dilatation.

Cette période comporte la dilatation progress ive du co sous l'influence de contractions douloureuses et persistantes, la formation de la poche des eaux, sa rupture, et l'écoulement des glaires sanguinolentes.

La *contraction utérine* en est l'élément essentiel.

Que l'on touche une primipare à cette phase du travail, tout en gardant l'autre main appliquée sur le ventre, et qu'on attende une contraction : les lèvres amincies et molles du museau de tanche se durcissent rapidement et donnent alors la sensation de l'orifice d'un diaphragme à contours plats et tendus. Un instant après, la main appliquée sur le ventre sent l'utérus se tendre, se durcir, s'incliner légèrement de droite à gauche jusqu'à la ligne médiane et devenir à peu près cylindrique ; puis la contraction ayant atteint son maximum, on la sent faiblir dans le corps de l'organe, et l'abandonner en lui restituant sa forme ovoïde, son inclinaison à droite, et sa mollesse normale. D'autre part, le doigt sent aussitôt diminuer la tension des lèvres du col qui, redevenu flasque, se trouve après la contraction plus dilaté qu'auparavant dans une proportion en rapport avec l'énergie et l'efficacité de celle-ci (Kehrer) (1).

Dans d'autres cas, la contraction peut se diriger de haut en bas, en commençant par le fond de l'utérus. (Schroeder) (2).

Sa durée est de 30 à 120 secondes, terme extrême qui ne paraît pas pouvoir être dépassé sans compromettre la vie de l'enfant. Elle est involontaire, purement réflexe. Pourtant dans quelques cas exceptionnels on peut la voir se suspendre pour un certain temps, sous l'influence d'une émotion morale, de l'émoi que cause quelquefois l'approche du médecin, ou bien d'une crise nerveuse ou d'un évanouissement. D'abord séparées par des intervalles de vingt à trente minutes, elles se rapprochent peu à peu au point de revenir toutes les cinq minutes, si le travail s'accomplit normalement.

On constate, en outre, qu'elles sont d'ordinaire accouplées deux par deux, en quelque sorte, les contractions fortes alternant avec les faibles.

On observe, du reste, des variations individuelles très grandes, dépendant autant de causes ignorées, d'idiosyncrasies, voudrions-nous dire, que de causes plus appréciables, telles que l'âge des femmes, l'intensité de la douleur, la docilité avec laquelle elles la supportent, les complications intercurrentes, la présentation et la position du fœtus, etc. Pour ce qui est de ce dernier point, on conçoit que plus l'accommodation du fœtus à la matrice est parfaite, plus les contractions, les prises que cette dernière prendra sur son contenu, seront efficaces.

A la longue, la contraction s'affaiblit, les intervalles de

(1) Beiträge zur vergleichend. u. exper. Geburts k., H. 1, p. 43, 1864.

(2) Schrœder. Traité d'acc., 4⁰ éd., trad. Charpentier, p. 132.

repos s'espacent toujours plus et enfin l'utérus devient inerte.

Il est nécessaire de bien distinguer l'inertie passagère amenée par un besoin de repos, et l'inertie définitive, suite d'épuisement complet. (P. Dubois (1), A. Ruet) (2). Les deux sont fréquentes chez les primipares. Il semble que la matrice, devant la tâche qu'elle a à remplir, ménage ses forces en se reposant de temps en temps. Ce repos doit être respecté, et ce serait une erreur préjudiciable à la femme que de réveiller artificiellement la contractilité utérine par des frictions ou d'autres pratiques. Tout au plus peut-on, si la malade ne sommeille pas pendant ce court répit, lui faire prendre quelque nourriture légère ou des boissons fortifiantes.

Tout autres sont les indications qui découlent de l'inertie vraie. Nous nous en occuperons plus loin.

De la douleur. — Dans l'usage général, les termes douleur et contraction ont la même signification.

Il s'en faut pourtant qu'à une faible douleur corresponde toujours une faible contraction, ou que plus les plaintes de la malade sont vives et anxieuses, plus la matrice se contracte énergiquement. La douleur peut être excessive comme elle peut manquer, la contraction restant la même.

M. Depaul, M. Tarnier et d'autres ont cité des exemples curieux de primipares chez lesquelles ils ont trouvé un col très dilaté, un fœtus presqu'à la vulve, sans que la douleur se soit encore manifestée.

(1) De la faiblesse et de l'affaiblissement des douleurs du travail Gaz. hôp., 1854.
(2) Recherches sur l'inertie utérine pendant l'acc. Thèse de Lyon, 1881.

Nous en avons observé une qui souffrit moins de son accouchement que d'un coup de bistouri que nous portâmes dans un abcès du sein qu'elle eut pendant ses suites de couches.

Une observation bien singulière est celle que rapporte Montgomery (1) relative à une primipare de vingt ans qui, cinqminutes avant l'expulsion, s'endormit profondément et ne se réveilla qu'après la délivrance. N'était-ce pas une hystérique ?

Dans un autre cas du Dr Underhill (2), une jeune fille de 16 ans qui avait beaucoup souffert pendant la période de dilatation eut un temps d'expulsion très long (2 heures), mais absolument indolent.

Le caractère des douleurs est un peu différent, suivant les phases du travail.

A la période de dilatation elles sont énervantes, agaçantes et fort impatiemment supportées par la femme qui n'en sent pas l'efficacité. Cela ne descend pas, dit-elle. Elle va, elle vient, s'inquiète, et volontiers, lorsque la douleur se réveille, s'appuie contre un meuble, les reins cambrés.

La crise douloureuse ne dure pas tout le temps que l'utérus se contracte ; on peut même l'annoncer, pour peu que l'on touche le col ou que l'on palpe le ventre, dans l'instant où la contraction débute. La douleur disparaît de même, un peu avant que l'utérus soit redevenu mou.

Dilatation du col. — Cependant le col se dilate peu à peu. A chaque douleur ses bords se durcissent et ils se resserrent bientôt de manière à diminuer l'ouverture, puis un

(1) Signs and symptoms of pregnancy, 1863.
(2) Obstetrical Journal, juillet 1877.

instant après, l'orifice prend des dimensions un peu plus grandes que celles qu'il avait auparavant.

Bien qu'elle s'opère régulièrement, la dilatation est plus lente au début qu'à la fin ; elle met généralement un temps fort long à atteindre les dimensions de cinq centimètres, puis à partir de ce moment va rapidement à son achèvement.

Elle est complète lorsque les bords de l'orifice touchent à peu près les parois de l'excavation, circonscrivant ainsi une aire de 33 centimètres de circonférence dans laquelle s'engage la tête fœtale.

Les lèvres du col restent, en général, minces et lisses pendant tout ce temps ; mais si la tête tarde trop à se dégager, on voit souvent la lèvre antérieure du col se tuméfier, former bourrelet et, repoussée en avant, apparaître en avant de l'occiput, jusque sous la symphyse, d'où l'on peut avoir quelque peine à la refouler. La minceur extrême des bords de l'orifice chez la primipare, la situation reculée qu'ils occupent dans la concavité du sacrum expliquent l'erreur où l'on tombe en croyant la dilatation complète, alors qu'elle n'est pas encore commencée. Une pareille surprise est surtout possible lorsque les lèvres du col sont agglutinées entre elles (comme le sont les paupières dans certaines blépharites) ou véritablement oblitérées. Il faut se souvenir que l'agglutination simple est surtout fréquente chez les femmes âgées qui n'ont pas encore accouché.

Nægele (1), Zweifel (2), Charpentier (3), Löhlein (4).

(1) Mogostocia e conglut. orif. ext. ut. Heidelberg, 1835.
(2) Ueber conglutinatio orificii uteri externi. Arch. f. Gyn., t. V, heft 1, 1873.
(3) De l'oblitération complète du col. Arch. de tocologie, 1875.
(4) De l'agglutination de l'orifice externe du col. Berlin. klin. Wochens, 1876, n° 38, et Discussion à la Société pour l'obst. et la gyn., ibid.

Dans un cas du Dʳ Domerc (1), chez une primipare, la tête était à la vulve, écartant les grandes lèvres, prête à sortir, et pourtant encore entièrement coiffée par l'utérus dont les fibres étaient en quelque sorte dissociées, et dont le col à peine dilaté était très en arrière et en haut, regardant le sacrum.

En dehors des cas d'agglutination, la dilatation peut subir des temps d'arrêt prolongé. Nous verrons que plusieurs accoucheurs se sont préoccupés d'en accélérer la marche par des moyens artificiels.

De la poche des eaux. — A mesure que le col s'entr'ouvre, les membranes viennent bomber entre ses lèvres; chaque contraction y refoule une partie du liquide amniotique qui les tend, si bien qu'à partir d'un certain moment il ne faut plus qu'un effort insignifiant pour les rompre.

Le moment de leur rupture est fort variable; mais dans les cas normaux, c'est au moment où la dilatation est complète qu'elle a lieu.

Nægele et Grenser (2) ont observé que l'écoulement prématuré des eaux était plus fréquent chez la primipare que chez la femme déjà mère plusieurs fois. Tel n'est pas l'avis du Dʳ Garipuy (3), d'après lequel on l'observait un peu plus souvent chez les derniers (4).

Cet écoulement est ordinairement peu abondant, silencieux.

(1) Accouchement arrivé à la dernière phase sans dilatation du col, in Gaz. hôp., 1857, p. 563.
(2) Loc. cit., p. 468.
(3) Cité par Tarnier et Chantreuil, p. 606
(4) Valenta (Monatsch. f. Geburt. 25, p. 178) prétend que la quantité d'eau est plus abondante chez les primipares que chez les multipares, et parmi les premières plus abondante chez les vieilles que chez les jeunes.

En effet, chez notre primipare, nous l'avons vu, la tête fléchie s'est engagée de bonne heure dans l'excavation qu'elle bouche en quelque sorte hermétiquement.

Aussi la quantité d'eau que les contractions pourront refouler au-dessous d'elle sera peu abondante, et la poche sera une poche plate dont la rupture donnera seulement le peu de liquide qu'elle contient.

Ces poches *plates* sont d'un bon pronostic (Mme Lachapelle) en ce sens qu'elles indiquent une partie fœtale engagée et qui, à de très rares exceptions près, est une tête fléchie.

Les femmes qui n'ont encore pu acquérir aucune expérience en matière d'accouchement confondent souvent les eaux véritables avec les liquides sécrétés par le vagin ou transsudés entre le segment inférieur de l'utérus et les membranes décollées, et prétendent avoir été mouillées plus ou moins abondamment, huit ou quinze jours avant leurs couches. L'examen des taches et empreintes du linge, mais surtout l'exploration directe par le toucher, permettent de rétablir les faits dans leur réalité.

Souvent l'écoulement des eaux est insuffisant, soit que la déchirure de la poche se soit produite sur un trop petit espace ou à un niveau trop élevé, soit que la tête ne vienne à oblitérer trop vite le trou fait aux membranes. Le travail peut s'en trouver ralenti. Il est alors quelquefois nécessaire de soulever un peu la tête avec le doigt pour rappeler l'écoulement.

Des glaires sanguinolentes. — Au début de la période de dilatation, alors que le col s'entrouvrant laisse échapper son bouchon gélatineux, il s'écoule dans le vagin une masse glaireuse, visqueuse, qui s'attache au doigt de l'accoucheur et vient tacher le linge de corps de la femme.

Ordinairement citrines, les glaires peuvent être colorées par des débris épithéliaux grisâtres, un peu de sang brun, ou du méconium.

Plus tard il s'y joint un peu de liquide amniotique qui traverse les membranes avant leur rupture, et fluidifie davantage les glaires.

Chez la primipare, celles-ci sont plus souvent teintes de sang, provenant des éraillures du col (Stolz.)

Tels sont les symptômes qui marquent la période de dilatation. Nous ajouterons que pendant tout ce temps les parties génitales externes par les progrès de leur relâchement, de leur ramollissement et de leur ampliation, se sont préparées à faire la voie libre au fœtus qui va les traverser. Nous ne reviendrons plus sur ces modifications que nous avons déjà passées en revue.

Pendant le temps que dure cette période, l'état général des parturientes est fort variable. En dehors de l'indifférence des unes ou de l'impressionnabilité des autres, de la docilité de celles-ci, de l'indocilité de celles-là, que de diversité dans la manière dont elles acceptent et subissent leurs souffrances! Nous renonçons à toute description, nous bornant à rappeler l'importance que peut acquérir le rôle du médecin, qui par son calme, son autorité et sa douceur, pourra inspirer à la malade la confiance et la soumission.

III. Période d'expulsion.

A partir du moment où la poche s'est rompue, le travail entre dans une nouvelle phase. La tête progresse, la femme en a le sentiment bien net, elle éprouve alors un *besoin d'al-*

ler fort réel, bien qu'elle le rattache ordinairement à une fonction qui n'est point en cause.

La tête en effet, progressant le long du rectum, éveille un besoin pressant de défécation, bien que l'intestin ait été préalablement vidé.

Les contractions sont plus fortes encore; mais, devant l'obstacle du détroit inférieur, elles se ralentissent ordinairement. Elles sont puissamment aidées par la contraction des muscles abdominaux, et par les efforts volontaires de la femme qui, les jambes écartées, prenant appui, sur le pied du lit, les bras relevés et cramponnés à un autre point fixe, se cambre, se raidit pendant la douleur ; la sueur perle à son visage vultueux; sa bouche close pendant l'effort étouffe le cri qui prend alors un caractère guttural, puis, dans l'exacerbation de la crampe, la plainte s'échappe librement en cris déchirants jusqu'au moment où une longue inspiration, un gémissement, marquent le retour au repos. A ces douleurs *expultrices* succèdent les douleurs dites *conquassantes*, lorsque la tête franchit la vulve. Un sentiment de déchirement fort douloureux les caractérise et rend à peu près intolérable un arrêt tant soit peu prolongé de la tête à ce niveau.

A chaque fois que l'occiput apparaît entre les lèvres de la vulve, et ébauche sa déflexion, le périnée se tend, s'amincit et s'aplatit sur la tête, l'anus s'ouvre et laisse prolaber sa muqueuse turgescente. Puis la *crampe* passée, la tête disparaît de nouveau et le périnée se relâche. A chaque douleur, la vulve se dilate davantage et découvre une plus grande partie du cuir chevelu. Le périnée, qui à ce moment, doit être surveillé avec soin, s'amincit encore, et semble alors une mince feuille de caoutchouc plaquée sur une moitié de la tête. Si on le voit perdre sa teinte rouge franc pour devenir violacé puis tont à fait blanc, il faut redouter sa rupture, car alors sa tension est poussée à des limites extrêmes ainsi que l'indique son aspect exsangue.

Dans l'intervalle des douleurs, la parturiente jouit d'un calme relatif, qui peut même, si celles-ci s'espacent sufisamment, amener un peu de sommeil.

La matrice est obligée de s'y prendre en plusieurs fois pour arriver à l'expulsion, et souvent ses forces la trahissent; le travail se prolonge indéfiniment, et devant les menaces de surmenage, on songe à intervenir. Il suffit alors, assez souvent, de l'appréhension des ferrements, de leur vue, des préparatifs de l'opération, pour que la malheureuse, dans un dernier effort qu'elle aura secondé de toute sa force réveillée, expulse enfin la tête du fœtus.

Un grand soulagement s'ensuit. La femme croit tout terminé, lorsqu'après un court temps d'arrêt, une nouvelle douleur survient, un peu plus longue, mais plus tolérable, que la précédente, et le tronc se dégage.

Cette période est coupée par de nombreux temps d'arrêt, les uns souvent fort longs. Mais il en est un qui a une signification spéciale : c'est celui que la tête éprouve avant de s'engager dans la vulve et qui est dû à la présence en ce point de l'hymen. Nous avons vu le rôle que M. Budin attribuait à l'hymen comme obstacle au dégagement de la tête. Rappelons qu'après avoir résisté un temps variable, la bride blanchâtre qui cause l'arrêt se déchire, et donne une légère hémorrhagie.

On pourrait, à l'apparition de ce petit écoulement sanglant, conclure à la rupture de la bride et à la levée de l'obstacle, s'il n'y avait pas à ce moment d'autres sources d'hémorrhagies fréquentes, telles que les éraillures du col, du vagin, les déchirures intérieures, etc.

Pendant cette dernière phase de l'accouchement, l'état général de la mère ne subit aucune atteinte, si toutefois l'expulsion n'est pas anormalement retardée. Dans le cas contraire, un ensemble de symptômes très significatifs annonce le surmenage, véritable état pathologique qui ne saurait persister un tant soit peu sans compromettre le prompt rétablissement de la mère.

CHAPITRE III.

De la durée de l'accouchement chez les primipares.

Il semble que rien ne soit plus facile que d'évaluer la durée moyenne d'un premier accouchement; qu'il suffise de rassembler un nombre suffisant d'observations, de les comparer, et de conclure. Mais on ne tarde pas à se rendre compte des difficultés du problème.

Tout d'abord surgit la suivante : A partir de quel moment dirons-nous que le travail est commencé ? Et faute de pouvoir, dans la majorité des cas, constater par un examen direct l'instant du début, nous sommes obligés de nous contenter des renseignements fournis par la femme sur l'apparition première des douleurs.

En second lieu, tiendrons-nous compte comme l'ont fait certains auteurs des cas de dystocie, des rétrécissements du bassin, des présentations anormales, des accouchements prématurés, des maladies de la mère, de ses vices de conformation, de toutes ces causes qui peuvent avancer ou retarder l'accouchement, mais dont les primipares n'ont pas l'apanage exclusif ?

Evidemment non, car les chiffres anormaux qu'ils fourniraient à la statistique ne feraient que la fausser.

La durée moyenne du travail a été évaluée différemment par les auteurs :

Suivant Alp. Leroy et Velpeau, les douleurs suivraient

les périodes de six heures, et le travail durerait six, douze, dix-huit, vingt-quatre, ou trente heures. Nous ne faisons que citer cette règle, qui paraît souffrir assez d'exceptions.

En général, on est étonné de voir quel désaccord règne entre nos auteurs sur ce sujet.

Cazeaux donne comme chiffre moyen 10-12 heures, mais il a soin d'ajouter, qu'au moins une fois sur cinq, le travail peut ne se terminer qu'au bout de quinze, dix-huit, et même vingt heures, sans que pour cela il en résulte aucun dommage pour la mère et pour l'enfant.

Le même auteur note un fait fort singulier, c'est que l'hérédité joue ici son influence, et qu'il n'est pas rare de voir le travail offrir toujours les mêmes caractères pendant trois ou quatre générations successives, la mère, la fille et la petite-fille se faisant remarquer par la lenteur ou la rapidité de leurs accouchements.

Le professeur Depaul donne le chiffre de quinze à vingt heures (pour les primipares). Il insiste sur la difficulté qu'il y a à connaître exactement le moment où le travail à débuté.

Tarnier et Chantreuil estiment cette durée moyenne à douze à quinze heures, et font remarquer que la période de dilatation est deux ou trois fois plus longue que la période d'expulsion.

Ahlfeld arrive au chiffre élevé de 20 h. 48 m. Enfin Bidder et E. von Sutugin (1), prenant la moyenne de 711 premiers accouchements, donnent un chiffre de dix-sept heures.

D'autres auteurs ont donné des moyennes beaucoup

(1) Kliniker Bericht aus der Gebäranstalt der k. Erziehunghauss. St-Peterbourg, 1840-1871.

moins fortes que celles-ci ; mais ils ne prenaient pas en considération le nombre des grossesses.

Aucun de ceux que nous citons ne s'est préoccupé de rechercher la durée moyenne des deux périodes de l'accouchement ; nous avons tenté de l'évaluer chez cinq cents primipares âgées de 19 à 25 ans, ayant mis au monde des fœtus à terme, en présentation du sommet, sans complication aucune.

La durée totale du travail a été de quinze heures et cinq minutes, la durée de la période d'expulsion de une heure vingt minutes. Pour nous mettre autant que possible à l'abri des erreurs qui auraient pu se glisser dans les registres que nous avons consultés, nous avons tiré à part les moyennes des trois établissements où nous avons puisé nos documents. Or ces moyennes concordaient très sensiblement.

Nos chiffres se rapprochent beaucoup de ceux de Bidder et Sutugin, avec une différence en moins de deux heures pour les nôtres. La différence de race et de climat peut, croyons-nous, expliquer ce léger désaccord. M. Depaul (1) dit en effet que les femmes du Nord, les Allemandes, les Russes accouchent un peu moins vite que les Françaises, et Velpeau (2) admet que le travail est plus court dans les pays chauds (Italie, Espagne) que dans les contrées septentrionales.

Ceci nous amène à rappeler l'influence qu'on a fait jouer à la *race*, au *milieu*, et à la *constitution*, sur la durée du travail.

Beaucoup d'auteurs inclinent à penser que sous les lati-

(1) Leçons de clinique obstétricale, 1872. p. 411.
(2) Traité complet de l'art des acc., t. I, p. 449, 2ᵉ éd.

tudes chaudes l'accouchement est plus rapide que dans le
Nord. A ceux que nous avons déjà cités, nous ajouterons
Burns (1), qui paraît avoir eu de nombreux documents à
sa disposition. Ses documents démontrent de plus l'inno-
cuité de l'accouchement chez les peuplades sauvages ; quant
au milieu, aux conditions sociales des individus, nous rap-
pellerons encore l'opinion de ce dernier auteur, qui dit que
dans un état de simplicité naturelle les femmes de tous les
climats mettent au monde leurs enfants avec facilité et se
rétablissent promptement. On admet en général que les
femmes de la campagne accouchent plus facilement que
celles des villes qui vivent dans des conditions défavorables
à leur développement physique.

Ceci démontre l'influence avantageuse qu'une constitution robuste, une forte musculature, un sang riche, exercent sur la marche de la parturition.

Pourtant cette influence de la vigueur de la constitution
a été contestée. Cazeaux dit que ces avantages sont lar-
gement contre-balancés par les obstacles plus grands que
les tissus durs et résistants du plancher pelvien opposent
alors à la progression du fœtus. Chez la femme faible et
peu musclée, la résistance des voies génitales serait
moindre.

Cette opinion avait déjà été soutenue autrefois par Puzos,
de la Motte, et Smellie. Mais ce dernier faisait observer
que ce n'était guère que chez les femmes fortes et âgées que
les chairs durcies et racornies par l'âge pouvaient, par leur
grand développement, créer des obstacles sérieux à l'accouchement.

(1) Traité des accouchements, trad. Galliot, 9ᵉ éd., p. 243.

Dieterlen.   5

Influence de l'âge sur la durée du travail. — Ici le désaccord est absolu ; les opinions les plus contradictoires ont trouvé leurs champions. Trois avis se partagent la question : l'influence de l'âge est nulle ou presque nulle ; elle agit aux deux extrêmes de la vie sexuelle comme cause de retard ; elle est nulle chez les très jeunes mères, et très manifeste chez les femmes âgées.

Voyons la première de ces propositions.

Elle a pour elle l'appui de maîtres éminents dans le passé et dans le présent. Les premiers, de la Motte et Mme Lachapelle, combattirent l'opinion qui régnait de leur temps sur la durée prolongée de l'accouchement des vieilles primipares.

M. Depaul arriva à la même conclusion, qui fut partagée encore par Cazeaux, Joulin, Chailly, Playrfair, etc.

Notons même en passant le paradoxe défendu par le Dr Roper (1), de la Royal-Maternity-Charity, qui dit que l'affaiblissement des tissus qui survient après l'âge de 40 ans diminue leur résistance et que, passé cette limite d'âge, un premier accouchement est en général plus facile que pendant la jeunesse.

Considérons maintenant la seconde doctrine : aux deux extrêmes de la vie, la durée de l'accouchement est plus longue qu'à sa période moyenne. Elle a beaucoup moins d'autorité pour elle.

Mauriceau (2) la professait hautement : « Les difficultés qui se rencontrent aux accouchements arrivent.... de la part de la mère si elle est *trop jeune,* ayant le passage trop étroit, ou trop vieille, étant grosse de son premier

(1) Obstetrical transact., vol. VII.
(2) Œuvres. 2 vol. in-4. Paris, 1740, t. I, p. 260.

enfant, d'autant que pour lors les parties qui sont plus sèches et plus dures ne peuvent pas prêter à la dilatation nécessaire... ; et outre cela les vieilles ont l'articulation du coccyx ou croupion plus ferme. » Puzos (1) émit une opinion semblable.

De nos jours nous ne trouvons sur ce sujet qu'un travail du Dr Gomez-Torrès, de Grenade (analysé dans les Annales de gynécologie, 1879), qui insiste sur l'obstacle que crée à l'accouchement des primipares très jeunes la rigidité, le manque de souplesse du col.

Au contraire, on peut facilement réunir un assez grand nombre d'observations d'accouchements chez de très jeunes filles et qui n'ont pas présenté de durée anormale. Outre les cas connus de Jaubert, de Montpellier (enfant de 9 ans), de Symes, de Boston (10 ans), de Carus (enfant réglée à 2 ans, enceinte à 8 ans), de Molitor (2) (fille 8 ans), nous pouvons encore mentionner un accouchement chez une fille de 12 ans et un mois (3), un autre chez une jeune fille de 12 ans et 8 mois (4). Le Dr May (5) en cite un exemple remarquable. Enfin Horwitz (6), de Saint-Pétersbourg, a propos d'une primipare de 12 ans qui accoucha d'un enfant vigoureux après dix heures seulement de travail, rapporte dix autres cas de grossesse chez des enfants de huit à treize ans et demi.

Dans aucun de ces cas le travail ne fut anormalement long.

(1) Traité des accouchements, etc., in-4. Paris, 1759.
(2) Bulletin de l'Académie de médecine de Belgique, 1878.
(3) Med. Times and Gaz., vol. I. p. 96, 1879.
(4) The Medical Record. New-York, 15 oct. 1874.
(5) A case of early pregnaucy. Lancet, april 1880.
(6) Petersbourg medical Zeitschr., 1867.

Nous avons pu de notre côté en réunir seize. Toutes nos jeunes accouchées avaient moins de quinze ans (moyenne, 13 1/2 ans. La durée moyenne du travail fut de 17 heures ; la période d'expulsion d'une heure et quart. Le poids moyen des enfants de 2,900 grammes. Ii y eut neuf garçons pour sept filles.

Chez toutes, ce fut le sommet qui se présenta : douze fois l'occiput à gauche ; quatre fois à droite.

On voit donc que les primipares très jeunes n'ont pas plus à redouter que d'autres la longueur anormale du travail (1). Il est vrai que notre moyenne de la durée totale est de deux heures plus forte que celle que nous indiquons pour les femmes d'âge moyen ; mais outre que cette différence est peu sensible, nous ferons remarquer que c'est bien plutôt d'après la durée de la période d'expulsion qu'on peut juger l'importance de l'obstacle des parties molles aux différents âges. Or, la durée de la période d'expulsion est la même, que les femmes soient très jeunes ou qu'elles soient d'âge moyen.

Il nous reste à considérer maintenant la dernière de nos propositions : l'âge avancé de la primipare est un obstacle à l'accouchement.

Cette question *des primipares âgées* a fait éclore de nombreux travaux, dont les conclusions ne sont pas toujours concordantes, ce qui peut s'expliquer en partie par la difficulté qu'il y a à fixer une limite d'âge à partir de laquelle l'influence des années s'exerce manifestement sur la durée de l'accouchement.

---

(1) Voyez encore De la Motte. Traité complet des acc. naturels, etc. T. I. Obs. C : accouchement rapide d'une jeune fille de 13 ans. Obs. CI : accouchement prompt d'une jeune femme de 14 ans.

Beaucoup d'auteurs ne se sont pas préoccupés de définir
exactement le terme de « primipare âgée. » Ils se conten-
tent d'admettre que plus on se rapproche de l'âge de la
ménopause, plus les grossesses sont difficiles et les accouchements laborieux.

Les anciens tenaient grand compte de l'influence de
l'âge. A l'opinion de Mauriceau, déjà citée, nous ajouterons celle de Deventer, qui regardait l'ankylose coccygienne comme la principale cause de retard dans l'expulsion, celle de Dionis, de Peu, Sennert, etc., qui adoptèrent
aussi le refoulement du coccyx. Plus tard, P. Dubois et Désormeaux (1) enseignèrent « qu'un premier accouchement
est ordinairement plus long et plus difficile que ceux qui
suivent, et d'autant plus que la femme est plus avancée
en âge. »

Le professeur Pajot (2) admet que, par suite d'une sorte
de racornissement des tissus, l'expulsion du fœtus puisse
être retardée ; mais, ajoute-il, « ces difficultés ont été con-
sidérablement exagérées, et, pour ma part, j'ai accouché
plusieurs primipares âgées, parmi lesquelles l'une n'avait
pas moins de 47 ans, et cependant le travail s'est parfaitement passé. »

Stolz (3), à propos de l'arrêt de la tête au détroit inférieur, insiste sur le rôle du périnée « dont la résistance est
quelquefois très grande, surtout chez les femmes un peu
avancées en âge. »

Parmi les travaux français, nous citerons encore ceux

(1) Art. Accouchement du Dict. en 30 vol., p. 380.
(2) In thèse de Coccio. Paris, 1875.
(3) Art. Accouchement du Dict. de méd. et chir. prat.

de Verrier (1) et de Lizé (2), qui placent la nature de l'obstacle dans la rigidité et le manque d'extensibilité des tissus, surtout du périnée.

En Allemagne, d'intéressants travaux appuyés de fortes statistiques ont paru dans ces derniers temps.

En 1872, les Archives de gynécologie allemandes donnaient les deux travaux de Cohnstein (3) et d'Ahlfeld (4), puis trois ans après celui de von Hecker (5).

Tous concluent à la durée plus longue de l'accouchement et à sa gravité spéciale chez les femmes âgées. (Voir pronostic.) Ahlfeld réunit 87 cas de femmes âgées de plus de 32 ans et trouve une durée moyenne du travail de 27 h. 6 au lieu de 20 h. 40, chiffre normal des primipares en général. Cohnstein est arrivé à des résultats analogues à ceux d'Ahlfeld. Hecker, qui a recherché sur quel temps de l'accouchement porte principalement le retard et qui a basé ses résultats sur 422 cas de femmes âgées de plus de trente ans, a trouvé pour la première période de l'accouchement une durée moyenne de dix-huit heures, chiffre qui ne dépasse pas celui qu'il assigne à la durée des accouchements chez les femmes plus jeunes. Quant à la durée de la deuxième période, elle a été de deux heures dans 68 p. 100 des cas, tandis que dans le reste elle dépassait ce terme Hecker s'est déterminé à ne compter qu'à partir de la trente-deuxième année par cette considération que

(1) Contrib. à l'étude des accouch. chez les primipares âgées. Gaz. obst., 5 mars 1878.

(2) Annales de gyn., 1878.

(3) Zur kenntniss älter Erstgebärenden. Arch. f. Gyn., B. IV, 1872.

(4) Die Geburten älterer Erstgeschwangerten. Arch. f. Gyn., B. IV, 1872.

(5) Ueber die Geburten bei alten Erstgebärender. Arch. f. Gyn., B. VII, 1875.

c'était l'âge moyen de la vie sexuelle, comprise entre la quinzième et la cinquantième année (1).

Dans les recherches que nous avons faites à ce sujet, nous avons voulu, autant que possible, disposer nos tableaux statistiques de façon à pouvoir comparer les moyennes des différents âges entre elles.

Nous avons d'abord réuni les primipares âgées de 18 ans ou de moins de 18 ans.

Un deuxième tableau a été dressé pour celles qui sont dans la période de 19 à 25 ans, pendant laquelle on rencontre le plus grand nombre de primipares. Au-dessus de 25 ans et jusqu'à la trentaine, il est assez rare qu'une femme, après s'y être exposée en temps normal, ne soit pas encore mère. Ces cas établissent une transition entre la primiparité en temps habituel et la primiparité tardive. Celle-ci, du reste, ne mérite guère ce nom qu'à partir de 30 ans ; de 31 à 35 ans, nous avons pu réunir 500 cas ; au-dessus de cette limite et jusqu'à 40 ans, nous n'en trouvons plus que 150 ; enfin, à partir de 41 ans, ils sont absolument exceptionnels (17 cas), et à rapprocher comme rareté des accouchements de femmes âgées de moins de 15 ans.

C'est sur ces 2,369 accouchements normaux de primi-

(1) Nous trouvons dans les Annales de l'obstétrique, de Milan, une statistique du Dr Mangiagalli Luigi, comprenant 60 primipares ayant atteint ou dépassé l'âge de 35 ans.

L'auteur donne comme durée moyenne du travail, chez les femmes à bassin normal le chiffre de 14 h. 44 m. La durée moyenne de la période d'expulsion a été de 2 h. 27. Ces chiffres sont un peu moins élevés que ceux que donnent les auteurs allemands et que ceux que nous avons trouvé. On est en droit, croyons-nous, d'invoquer ici l'influence de la race et du climat comme cause de cette différence.

pares que nous basons nos conclusions sur la durée du travail. Le tableau suivant en donne une vue d'ensemble :

AGE.	DURÉE totale du travail.	DURÉE de la période d'expulsion	POIDS des enfants.	SEXES		Présenta- tions		NOMBRE des cas.
				G.	F.	OIGA	OIDP	
Au-dessous de 15 ans.	17 h. 3 m.	1 h. 15	2900	9	7	12	4	16
16 à 18 ans.	16 h. 36	1 h. 12	3002	333	353	562	124	686
19 à 25 ans.	15 h. 5	1 h. 20	3074	236	264	395	105	500
26 à 30 ans.	16 h. 5	1 h. 35	3057	255	245	398	102	500
31 à 35 ans.	16 h. 3	2 h. 12	3015	253	247	405	95	500
36 à 40 ans.	20 h. 45	2 h. 12	3074	73	77	114	36	150
41 ans et au-dessus.	33 h. 3	2 h. 50	3035	10	7	13	4	17
Moyennes générales.	19 h. 25	1 h. 80	3022.5	1169	1200	1899	470	2369

En ne tenant compte que des femmes ayant atteint ou dépassé la trentaine et qui sont au nombre de 667, nous trouvons les moyennes suivantes :

DURÉE totale du travail.	DURÉE de la période d'expulsion.	POIDS des enfants.	SEXES		PRÉSENTATIONS	
			Garçons.	Filles.	Gauches.	Droites.
25 heures.	2 h. 38	3008	336	331	532	136

La lecture de ces tables montre que jusqu'à 35 ans la durée totale du travail ne varie que très peu ; elle reste de 15 à 16 heures.

A partir de 35 ans, elle augmente subitement pour atteindre, chez les femmes très âgées (au-dessus de 41 ans) le chiffre de 33 heures. Nous ferons cependant remarquer que pour ces dernières nous n'avons pu réunir que peu d'observations, en sorte que tel cas anormal dont l'influence serait, dans une statistique plus nombreuse, noyée dans la masse et ramenée à de justes proportions, acquiert ici une importance exagérée. Chez deux femmes âgées de 43 ans, l'accouchement dura 96 et 72 heures. De pareils cas doivent évidemment être considérés comme anormaux ; et pourtant de quel droit les négliger alors qu'il n'existait aucune cause de dystocie, alors que les bassins étaient larges, les présentations excellentes et les fœtus d'un poids relativement faible ? Il faudrait alors retrancher aussi les cas où la durée du travail a été particulièrement courte (5 heures, 10 heures) et où la rapidité de l'accouchement aurait pu faire douter de l'absence de grossesses antérieures chez ces femmes, si les observations n'avaient pas été très explicites sur ce point (1).

Mais, en dehors de ces cas exceptionnels, on peut cependant constater une augmentation réelle de la durée de l'accouchement, à partir de 30 ans.

S'il est vrai que les primipares avancées en âge ont la vulve et le périnée plus résistants et moins extensibles que les autres, nous devons nous attendre à voir la période d'expulsion plus longue. C'est en effet ce qu'on observe d'une façon manifeste. Elle augmente régulièrement

(1) De la Motte (Traité complet des acc. nat., etc., t. I) cite trois observations de primipares âgées de 48, 50 et 51 ans, qui accouchèrent toutes les trois heureusement et très rapidement (en moins de deux heures !) Nous croyons que ce sont là des fait exceptionnels qui ne sauraient infirmer la règle générale.

après 30 ans et arrive à doubler à partir de 40 ans. Or, si le premier temps du travail peut se prolonger d'une heure ou deux au delà du terme moyen, sans compromettre autrement la vie de la mère ou de l'enfant, il n'en est pas de même du second temps qui, passé une certaine limite, ne saurait se prolonger sans danger. Nous verrons, en effet, que la signification du pronostic dépend en partie de l'âge des parturientes.

Nous ne quitterons pas ce sujet sans ajouter quelques mots sur les *causes de la primiparité tardive*, et sur l'influence qu'on lui a attribuée sur *le sexe, le poids, les dimensions de l'enfant.*

Il est évident que c'est à l'influence de la stérilité temporaire qu'il faut attribuer la majorité des retards dans l'apparition de la grossesse. Nous ne prétendons pas même effleurer ce sujet de la stérilité ; sa curabilité, surtout chez la femme, permet souvent des fécondations efficaces après de longues années d'espérances déçues.

Mais il y aurait lieu de rechercher si les femmes qui ne deviennent enceintes que tardivement ont toutes contracté des unions précoces avec des hommes en pleine virilité ; ou si, au contraire, elles ne se sont mariées que très tard, et avec des hommes âgés et fatigués.

Busch (1), qui a étudié la question, ne compte comme union en temps normal que celles dans lesquelles l'homme a moins de 45 ans, et la femme moins de 30.

Il appelle unions retardées celles qui ont lieu au delà de ces limites d'âge.

Cohnstein (loc. cit.), adoptant ce point de départ, a trouvé que beaucoup de primipares âgées, observées par lui,

____

(1) Geschlectsleben des Weibes. B. I, p. 247.

s'étaient mariées en temps normal; d'autres avaient contracté des unions tardives, qui étaient devenues aussitôt
fertiles.

Parmi les premières, il en est un grand nombre qui restèrent longtemps stériles, sans qu'on ait pu se l'expliquer.

Peut-être, ainsi que le suppose von Hecker, l'établissement tardif de la menstruation pourrait-il avoir une certaine importance dans l'espèce?

Mais rien n'est moins démontré que ce rapport entre la
menstruation et la primiparité tardive.

Le Dr J. de Soyre (1) a trouvé que c'est à 22 ans que survient, en moyenne, la première grossesse, les premières
règles se montrant à l'âge de 15 ans. Il n'a pas constaté de
relation entre les retards de la menstruation et ceux de la
grossesse.

Cohnstein, dans ses statistiques, a remarqué la forte
proportion de bassins rétrécis chez les femmes d'âge,
qu'une première grossesse venait surprendre. Il s'est alors
demandé si cette sténose du bassin ne serait pas un obstacle à la fécondation par suite de la position reculée que le
museau de tanche occupe alors. C'est là une simple supposition.

On a invoqué les professions, le manque de soins hygiéniques, etc., sans en donner de preuves démonstratives (2).

L'âge de la mère a été regardé comme exerçant son action sur le *poids et les dimensions des enfants*, qui seraient
plus forts et plus développés chez les primipares âgées

(1) De la primiparité à terme, in Gaz. hôp., 22 sept. 1863.

(2) On a même invoqué l'influence des comètes! Mansfeld (Zeitschrift
f. Geb., 3, p. 35). Les années de comète 1811 et 1834 se sont fait remarquer par le grand nombre de grossesse chez des femmes qui avaient
perdu tout espoir de maternité!

que chez les jeunes. On admet aussi que ceux des multipares sont plus forts que ceux des femmes qui n'ont encore qu'un seul enfant, et l'on pense que c'est l'âge seul qui détermine cette augmentation de poids.

Hecker (1) trouve comme poids moyen des enfants des primipares jeunes, le chiffre de 3,181 grammes, et pour les vieilles (au-dessus de 30 ans), celui de 3,191 grammes, soit une différence seulement de 10 grammes au profit des dernières. Nous n'avons pas trouvé dans nos statistiques de différence sensible entre les unes et les autres (2).

Cette différence, au contraire, est réelle lorsqu'on compare le poids d'un premier enfant avec celui des suivants.

Mais l'augmentation de poids ne dépasse guère 100 ou 150 grammes (Tarnier).

D'après Hecker, la longueur des enfants des femmes qui ont déjà été mères dépasse un peu celle des enfants des primipares.

Pour Wernich (3), chez les primipares le poids de l'enfant augmente jusqu'à la 44e année de la mère, et sa longueur jusqu'à la 40e.

En même temps les diamètres de la tête fœtale seraient plus forts à mesure que l'âge de la mère se rapproche de la 40e année (Schrœder) (4).

Le fort développement du fœtus serait alors une des causes importantes de la longueur de l'accouchement. (Hecker.)

---

(1) Monatschrift f. Geburt, 26, p. 348.

(2) Mangiagalli (L.) (Anali di Ostetricia, mai-août 1881) trouve même d'après ses statistiques que les enfants grands et forts sont plus rares chez les primipares âgées que chez celles d'âge moyen.

(3) Beitrag zur Geburt u. Gyn. t. I, p. 9.

(4) Scanzoni's Beitrage. B. V, p. 419.

Plusieurs des statistiques de ces auteurs paraissent insuffisantes, surtout pour les âges extrêmes.

La question du *sexe* des enfants, étudiée par F. Winkel (1), Ahlfeld (2) et Bidder (3), est résolue par ces auteurs en faveur d'une augmentation du nombre des garçons chez les primipares âgées. Bidder dit que pour un certain âge de la mère (20 à 21 ans, s'il s'agit de primipares, 25 à 30, s'il s'agit de multipares), on trouve un nombre égal de naissances de garçons et de filles ; plus la mère s'éloigne de cet âge, plus le nombre des garçons l'emporte sur celui des filles.

Notre statistique nous conduit à un résultat différent : 667 primipares, âgées de plus de 30 ans, ont donné 336 garçons et 331 filles.

(1) Untersuchungen betreffend die Niederkünft älter Erstgebär. Berichte u. Studien, B. II.

(2) Ueber den Knabenuberschuss der älteren Erstgeb. Arch. f. Gyn., B. IX, heft 3, p. 448, 1876.

(3) Ueber den Einfluss des Alters der Mutters auf das Geschlecht des Kinds. Zeitschr. f. Geb. u. Gyn., B. II, heft 2, 1878.

CHAPITRE IV.

Du pronostic de l'accouchement chez les primipares.

Nous étudierons le pronostic d'une façon générale, puis dans ses variations suivant l'âge des parturientes.

Tous les auteurs s'accordent pour dire qu'un premier accouchement est plus long, plus pénible, plus douloureux que les suivants, et, dans le public même, on appréhende bien plus les premières couches que les autres.

A quelles causes faut-il attribuer les difficultés et les dangers plus grands d'un accouchement de primipare ; où résident-elles, et quelle en est la portée ? Qu'on se reporte aux chapitres précédents où nous avons étudié les conditions anatomiques des organes de gestation et des voies génitales, les différentes phases de l'accouchement, et sa durée, et l'on trouvera presque à chaque page la réponse à cette question.

Les voies que le fœtus devra parcourir, depuis le col de l'utérus jusqu'aux grandes lèvres, n'ont pas encore acquis cette souplesse, cette extensibilité qui résultent de grossesses et d'accouchements antérieurs, en sorte qu'à chaque moment de son expulsion, le fœtus rencontre des obstacles.

Plusieurs jours déjà avant que d'être expulsé, le fœtus, descendu dans l'excavation, y détermine des compressions viscérales fort incommodes, souvent même douloureuses. Le travail commencé, la tête fœtale s'engage dans l'aire de dilatation du col, qu'il ne franchit que difficilement en y déterminant des déchirures multiples ou des contusions; puis elle progresse le long des parois du vagin dont l'étroitesse et la contractilité retardent longtemps sa marche; arrivée à la sortie de ce canal, elle y rencontre l'hymen ou ses débris qu'il lui faut abattre pour pouvoir avancer. A ce moment, le périnée se tend au devant d'elle, barrant la route, et ce n'est qu'après une longue lutte qu'elle arrive à l'assouplir, puis à le refouler, lutte qui trop souvent tourne mal pour l'obstacle.

Enfin une dernière résistance l'attend aux lèvres de la vulve qui souvent ne se laisseront franchir qu'au prix de déchirures ou de contusions étendues.

Tous ces obstacles, en retardant la terminaison de l'accouchement, rendent le pronostic moins favorable.

Reste à savoir à partir de quelle limite le retard dans l'accouchement constitue un danger réel.

On a voulu fixer à la durée du travail un terme moyen passé lequel il serait dangereux de le laisser se prolonger; si l'on n'avait que cette donnée mathématique pour se décider sur la conduite à tenir en pareil cas, on risquerait fort de passer à côté d'indications précises sans en tenir compte, ou bien de brusquer la nature inutilement.

On peut néanmoins admettre que, chaque fois que la durée du travail aura dépassé vingt-quatre heures, il peut en résulter pour la mère ou pour l'enfant des accidents sérieux, qu'il est du devoir du médecin de chercher à prévenir (Cazeaux) (1).

(1) Il est cependant des accouchements qui durent jusqu'à soixante heures et plus sans danger pour la mère; ils reconnaissent pour cause

Il est pourtant nécessaire de spécifier sur quel temps de l'accouchement porte le retard, car si le premier temps peut se prolonger très longtemps sans qu'il en résulte de grand dommage pour la mère et son enfant, il n'en est plus de même du second temps.

Un fœtus, qui *après la rupture de la poche* des eaux est arrêté pendant plus de quatre à cinq heures au niveau du plancher pelvien, est dans la majorité des cas très compromis, sinon perdu.

On doit le surveiller avec beaucoup de soin, recourant incessamment au stéthoscope, et se guidant d'après les renseignements qu'il donne (1).

Quelquefois les battements du cœur fœtal s'accélèrent pendant un moment, sans qu'on puisse en tirer un pronostic fâcheux. M. Depaul attribue cette accélération passagère à une excitation dont l'origine est dans le fœtus même; elle peut succéder à une agitation anormale du fœtus, ou a une mutation.

Le ralentissement des bruits cardiaques est constant pendant le travail au moment même de la contraction. Lorsqu'il devient permanent, il est d'un mauvais pronostic; lorsque les battements tombent au-dessous de cent, lorsqu'ils deviennent irréguliers, inégaux, affaiblis, il y a lieu de faire tout le possible pour extraire le fœtus dont la vie est alors très menacée.

La prolongation de la période d'expulsion est encore funeste à l'enfant par les déformations crâniennes qu'elle dé-

---

la faiblesse vraie, continue des contractions, faiblesse s'alliant toujours à leur espacement considérable. C'est le *tedious labor* des Anglais, l'accouchement ennuyeux. (Voy. Pajot. Travaux d'obstétrique 1882, p. 144 et suiv.)

(1) **Depaul.** Traité d'auscultation obstétricale. Paris, 1847.

termine, et par l'infiltration séro-sanguine du cuir chevelu qui ne tarde pas à se manifester, et surtout par les ruptures vasculaires intra méningées, les congestions viscérales du côté du cerveau, du poumon, des reins, qui surviennent à la longue. Aussi, la mortalité des premier-nés est-elle plus forte que celle des enfants suivants.

Du côté de la mère, cette prolongation excessive du second temps peut amener des accidents locaux sérieux (eschares, fistules vésico-vaginales, thrombus, gonflement œdémateux, etc.) ou des désordres généraux immédiatement graves. Ces accidents rentrent dans le cadre de la pathologie de l'accouchement; nous n'aurons donc pas à en faire la description. Il nous revient seulement de signaler les premiers symptômes qui les annoncent et qui commandent une intervention immédiate. La malade devient inquiète, agitée ; elle change à chaque instant de position, se plaint et gémit même dans l'intervalle des douleurs. La peau devient chaude et sèche ; la température s'élève aux environs de 38°; le pouls est à cent pulsations ou davantage, il y a quelques tendances aux vomissements ; le vagin est sec et brûlant, le ventre sensible. Pendant ce temps, les contractions utérines se sont ralenties ou espacées par séries de longs repos alternant avec une suite de crampes rapprochées, irrégulières, souvent très énergiques, et très douloureuses, bien qu'inefficaces.

Ailleurs, la contraction prend le caractère tétanique et détermine alors rapidement l'asphyxie du fœtus, ou bien au contraire s'arrête définitivement, la matrice se trouvant atteinte d'inertie par épuisement.

Cet ensemble de symptômes ne constitue pas encore un état pathologique véritable, bien défini, et pourtant sa gravité ne saurait se dissimuler. Il met la femme dans les conditions les plus détestables au point de vue des suites de couches, et dans les centres où sévissent les épidémies de septicémie puerpérale, ce sont elles les premières victimes.

En dehors même des épidémies, ne voit-on pas ordinairement ces femmes fourbues et surmenées atteintes de préférence à toutes autres de poussées inflammatoires du côté de l'utérus et de ses annexes? ne les voit-on pas, sous le coup de l'ébranlement de leurs centres nerveux, passer par des crises convulsives ou comateuses, ou bien devenir d'une sensibilité, d'une impressionnabilité telles que le moindre bruit, la lumière la mieux tamisée, le contact le plus léger sont douloureusement perçus pendant plusieurs jours encore après l'accouchement?

Remarquons enfin que les efforts violents et répétés de la mère peuvent amener des ruptures viscérales, notamment la rupture d'alvéoles pulmonaires et conséquemment la production d'emphysème.

Sur treize observations d'emphysème cutané survenu pendant les efforts de l'accouchement, réunies par Haultcœur (1), une seule se rapportait à une multipare. Sur les douze primipares qui ont fourni les autres, trois étaient àgées.

Enfin, si nous ne craignions pas de trop assombrir le tableau, nous insisterions encore sur les cas de mort subite après quelques instants de collapsus, et que faute de lésions anatomiques on a rapportés à l'intensité du choc traumatique.

La gravité du pronostic dépendra de l'intensité de tous ces symptômes, et du temps qu'ils auront duré. C'est affaire

(1) Sur l'emphysème pendant les efforts de l'accouchement. Thèse Paris, 1874.

au chirurgien d'en prévenir les conséquences en interve-
nant à temps.

Nous venons de voir dans quel cas le pronostic est\mau-
vais. Voyons maintenant les cas où il est favorable.

D'une façon générale, on peut prévoir une prompte et
heureuse issue, lorsque la femme est d'âge moyen, forte,
peu nerveuse et docile; lorsque le col est souple, peu tendu ; lorsque la dilatation progresse également sous l'action de douleurs regulières et fréquentes, lorsque le vagin
est large et humide, le périnée et la vulve souples, extensibles; du côté du fœtus, lorsque la présentation et la position sont bonnes et que l'on a pu reconnaître qu'il évoluait
normalement à travers la filière pelvienne.

Toutes ces conditions remplies, on peut espérer une heureuse terminaison.

Néanmoins l'accoucheur doit toujours être sur le qui-
vive « entre la crainte et l'espérance, car le plus heureux
accouchement en apparence peut devenir long et difficile,
et le plus fâcheux peut se terminer dans le temps qu'il y
pense le moins » (De la Motte). Aussi pour ne pas s'exposer
à de désagréables mécomptes, doit-il toujours apporter la
plus grande réserve dans ses jugements.

Ceci est surtout vrai pour les primipares, car les renseignements si utiles que les multipares peuvent fournir sur
la façon dont se sont passés leurs accouchements antérieurs, manquent naturellement ici.

Il nous reste à considérer les *variations du pronostic sui-*
vant l'âge des primipares.

Nous avons vu que sous le rapport de la durée du travail, les femmes très jeunes n'étaient pas dans des conditions plus défavorables que celles d'âge moyen. C'est là
le seul élément d'appréciation dont nous puissions actuelle-

ment disposer pour conclure que le pronostic de l'accouchement est le même dans les deux cas.

Nous pensons néanmoins qu'une femme très jeune, peu
développée encore, offrira moins de résistance aux complications de l'accouchement et des suites de couches qu'une
femme ayant acquis son complet développement. Il y aura
lieu, par conséquent, d'être très attentif à saisir chez elle
les premiers indices de surmenage pour y parer aussitôt.

Pour ce qui est des primipares âgées, à en croire les
auteurs qui s'en sont occupés, le pronostic serait beaucoup
moins bon. Nous croyons néanmoins qu'on l'a trop chargé
et qu'on est allé trop loin dans cette voie. C'est à ce point
que Schmidt (1) ne trouvant aucune raison pour expliquer
une fracture congénitale chez un nouveau-né, fit remarquer que la mère était une primipare de quarante-quatre
ans, et se demande si cette raison ne suffisait pas !

On a fait remarquer la rigidité et le racornissement des
tissus chez ces femmes.

Wigand (2) a montré la difficulté qu'il y a à protéger et à
conserver intact leur périnée.

Michaelis (3), Tanner et Vinkel (4) ont conclu dans le
même sens. Tel est aussi l'avis d'Olhausen, Fasbender, de
Cohnstein. d'Ahlfeld, etc. (loc. cit.).

Elles sont plus exposées que les jeunes à l'éclampsie,
(Mauriceau (5), Nægele et Grenser (6)), au placenta præ-
via sévissant sous forme épidémique (Mansfeld) (7), aux

(1) Monatschr. f. Geb., 14, p. 426.
(2) Lucina, Bd. II, p. 49.
(3) Ibid., Bd. VI, p. 23.
(4) Pathol. des Wochenbettes, p. 40.
(5) Observations sur la grossesse, etc. Paris, 1738, II, p. 123.
(6) Traité prat. des acc., 8º éd., p. 674.
(7) Neue Zeitung f. Geb. kr. III, p. 85.

suites de couches pathologiques (Veit) (1), à la manie puerpérale (Tuke) (2), au spasme et à la rigidité du col (P. Dubois) (3).

Ajoutons que les indications d'opérer étant plus fré-quentes, la mortalité est aussi plus élevée et aussi bien celle des mères que celle des nouveau-nés. (Hecker, loc. cit.), Aschenborn (4).

Avant que de souscrire à ce sombre pronostic nous ferons remarquer, qu'en raison de la rareté (5) de la primi-parité tardive, c'est toujours d'un nombre de cas relative-ment restreint qu'on dispose pour établir une statistique ; en sorte que ce n'est qu'avec la plus grande réserve qu'on doit en tirer des conclusions.

Nous pensons néanmoins qu'en présence d'un accouche-ment de primipare très âgée, le médecin aura toujours de la peine à s'affranchir de certaines appréhensions et qu'a-vec bien plus de raison que pour un accouchement d'une femme jeune il devra s'attendre à de l'imprévu.

(1) Krank. d. weibl. Geschl., 1867, p. 690.
(2) Edimbourg medical journal, 1865.
(3) Du spasme et de la rigidité du col utérin. Gaz. des hôp., 3 et 10 avril 1860.
(4) Du mode d'accouchement chez les primipares âgées. Thèse, Ber-lin, 1874.
(5) Pour réunir nos 667 cas de primipares âgées de plus de 30 ans, nous avons dû parcourir près de quarante mille observations d'accou-chements. La statistique de Cohnstein comprend 393 cas ; celle d'Ahl-feld, 102 cas : Hecker, 422 et ainsi des autres.

CHAPITRE V.

Des soins et de l'assistance que réclame l'accouchement chez les primipares.

Bien que l'accouchement s'effectue, en règle générale, d'une façon spontanée, sans compromettre la vie de la mére et de l'enfant, il serait dangereux de l'abandonner à lui-même, sous prétexte qu'une fonction physiologique peut et doit toujours s'accomplir par la seule mise en œuvre des forces naturelles.

. Il y a du reste entre elle et les autres fonctions organiques, telles que la miction, l'excrétion des déchets intestinaux etc., plusieurs différences capitales, comme par exemple l'existence constante de la douleur à un degré quelconque, une action traumatique indispensable amenant une vaste plaie et une perte de sang, des transformations radicales dans la forme et la constitution des organes avant, pendant et après l'accomplissement de leur fonction.

Les périls qui l'entourent justifient pleinement l'assistance de personnes compétentes dont le rôle sera de conseiller, de soulager, de protéger et de secourir.

Pour cela quelles sont nos ressources et dans quelle mesure devons-nous y recourir?

C'est ce que nous voulons rechercher.

Nous n'entreprendrons pas l'historique des différentes phases par lesquelles a passé la question des secours à donner aux femmes pendant leur accouchement; avant d'entrer pleinement dans le domaine scientifique, elle fut longtemps le partage exclusif de matrones incultes et ne passa guère aux mains des médecins que vers la fin du xvii° siècle, à l'époque où Mauriceau et ses successeurs entreprirent de la dégager des entraves où la gardaient l'empirisme, la superstition et la scolastique (1).

Nous diviserons cette étude en trois parties correspondant aux trois temps que nous avons décrits dans la symptomatologie de l'accouchement, les prodromes, la dilatation, l'expulsion, chacun d'eux comprenant ses indications spéciales.

I. Des soins a donner pendant la période prodromique.

Il serait désirable que l'accoucheur put toujours examiner ses clientes un certain temps avant leurs couches ; l'espèce d'enquête médicale à laquelle il doit soumettre la femme pourrait ainsi se faire plus facilement, avec plus de calme d'esprit de part et d'autre, que lorsqu'on est obligé d'y procéder une fois le travail commencé. Elle doit porter tout d'abord sur trois points essentiels : La femme est-elle enceinte? Est-elle à terme? Est-elle en travail? (Pajot.)

La première question sera résolue par l'examen local et un interrogatoire méthodique ; on pourra se renseigner à ce moment sur la marche qu'a suivie la grossesse, les incidents qui ont pu en marquer le cours, et notamment les symptômes nouveaux qui se sont manifestés dans les derniers temps.

(1) Voy. art. Obstétrique, du Dict. encycl. des sc. méd.

On recherchera les signes de la descente de l'utérus qui, par cela même qu'ils indiquent qu'une partie fœtale a déjà franchi le détroit supérieur, sont d'un si bon pronostic, en écartant presque à coup sûr l'idée d'un rétrécissement du bassin.

L'interrogatoire devra être si possible poussé plus loin. Il n'est pas toujours facile d'obtenir des renseignements exacts sur le passé pathologique de la femme, sur ses années de croissance, sur son développement. On vous trouve indiscret. Ne demande-t-on pas des aveux ?

Pour les femmes grosses qui viennent aux consultations des Maternités demander à être admises en vue de leurs couches prochaines, il n'est pas besoin de beaucoup de diplomatie pour obtenir d'elles qu'elles se couchent et s'abandonnent à l'examen du médecin.

On peut alors inspecter les jambes au point de vue des varices, de l'œdème et des courbures anormales des os ; on peut découvrir le ventre, apprécier la forme générale de l'utérus, ses dimensions, et sa souplesse plus ou moins grande qui permet de reconnaître la situation du fœtus.

Ce dernier point a son importance, car si la présentation est vicieuse, on peut y remédier par la version par manœuvres externes. On sait en effet qu'on peut tenter cette opération jusqu'au terme de la grossesse et même après le début du travail.

Nous l'avons réussie entre autres pour un tronc, chez une femme de 29 ans, secondipare, qui vint à la Maternité de Cochin le 29 septembre 1881 ; la dilatation était déjà presque comme la paume de la main. La version fut facile, mais après quelques contractions, la présentation vicieuse se reproduisit. Nous fixâmes alors la tête au détroit supérieur, et après avoir constaté de nouveaux progrès de la dilatation, nous rompîmes les membranes pendant qu'une aide maintenait la tête dans la bonne direction. L'accouchement eut lieu en présentation du sommet spontanément.

Malheureusement cette manœuvre est moins facile chez les primipares qui n'ont pas ordinairement le ventre et la paroi utérine suffisamment souples.

La femme étant encore couchée, on en profitera pour pratiquer le toucher qui dira si elle est à terme, si le travail est imminent, s'il est déjà commencé, et quelle est la présentation. En se retirant du col on aura soin d'apprécier les dimensions, l'état de souplesse et d'humidité du vagin et de la vulve ; si des amas compactes de matière fécale font saillir la cloison recto-vaginale, on fera évacuer le rectum ; enfin le doigt sent-il en avant bomber la vessie, il faudra la vider, et répéter le cathétérisme, si besoin est.

Les continuelles envies d'uriner qu'éprouve la primipare à ce moment se calment quelquefois un peu par le décubitus dorsal qui diminue en une certaine mesure la compression du côté du col vésical pour la reporter du côté du rectum. S'il arrive que la vessie soit distendue et que la malade urine par regorgement, il y aura nécessité de pratiquer le cathéterisme deux fois par jour.

A cette période, il est encore avantageux de provoquer des selles journalières, la constipation ne pouvant qu'augmenter la stase des vaisseaux hémorrhoïdaux, et rendant plus à craindre pour la période suivante la procidence de la muqueuse et des paquets variqueux.

Enfin, et surtout chez les primipares d'un certain âge, on usera, mais avec réserve, des grands bains tièdes qui ne pourront avoir qu'une action favorable sur les parties dont on aurait à redouter le manque de souplesse.

Le régime à faire suivre à ce moment ne comporte guère d'indications spéciales. Il faut le régler surtout d'après la constitution à laquelle il s'adresse.

La malade peut aller et venir, si elle le supporte, mais il est bon de lui interdire les promenades un peu longues qui par la légère excitation générale qu'elle provoquent peuvent rendre plus sensibles les contractions utérines.

Disons enfin en terminant, que c'est à ce moment qu'il faut prendre tous les arrangements relatifs aux apprêts du lit de travail, à la disposition de la chambre où se feront les couches, à l'installation de la garde et, s'il y a lieu, de la nourrice. Si la mère désire nourrir, et si la chose est possible, qu'elle songe à préparer son mamelon, en le formant par de très douces tractions destinées à l'allonger, en le fortifiant par des onctions légères avec un liquide un peu astringent.

Le médecin ne verra pas une fois sa cliente sans être pressé de questions sur l'acte si nouveau pour elle qu'il lui faudra subir. Elle s'en effraye, et voudrait être rassurée.

Il faut s'efforcer de lui rendre le calme et la confiance sans se départir pourtant de la réserve que commande à la fois le devoir et l'intérêt professionnels.

II. Des soins a donner pendant la période de dilatation.

Le travail une fois commencé, et jusqu'à sa fin, quelle devra être l'attitude du médecin?

Si nous nous reportons aux premiers ouvrages d'obstérique, nous restons effrayés de l'activité qu'il lui fallait déployer, selon les doctrines alors régnantes, pour bien diriger un accouchement; prescrire incessamment bains, saignées, onctions, emplâtres, fumigations, lavements de toute espèce, pilules, électuaires, potions et tisanes ; assouplir les chairs, dilater le passage, frictionner le ventre, les cuisses, les reins, soulever la tête fœtale, avoir continuellement un doigt au col utérin, et ne s'accorder ni trève ni repos que l'enfant ne soit venu. Les emplâtres surtout étaient en grande faveur, comme par exemple celui dont parle Mauriceau (t. I, p. 376), et qui, composé de galbanum et de civette, était propre à tenir la matrice en état, (empêcher le prolapsus) parce que, se réjouissant d'une telle odeur, elle se relève elle même pour s'en approcher. Ab uno...

A partir de De la Motte, Peu, Smellie, Mme Lachapelle, Baudelocque, on tend de plus en plus à abandonner ces pratiques pour laisser agir la nature.

On cherche à n'intervenir qu'après s'être assuré de l'impuissance de la nature à faire seule les frais de l'accouchement.

« La patience, dit Baudelocque (t. I, p. 363), qu'on recommande à l'accoucheur comme sa principale vertu doit avoir des bornes, l'excès de confiance dans les ressources inconnues de la nature, que quelques-uns de nous vantent avec une sorte d'assurance, n'étant pas moins condamnable que les manœuvres inconsidérées de ces hommes, ignorants, à qui la témérité tient lieu de connaissance ».

« Toutes les fois, dit Mme Lachapelle (t. I, p. 48), que *l'enfant bien portant* présente dans une *attitude commode* pour lui-même des *diamètres convenables* à ceux du bassin, que la mère n'éprouve *aucun accident*, et que la matrice douée de toute sa force *se contracte avec vigueur*, il faut laisser *agir la nature*, ou seulement la *diriger* ».

On ne saurait trouver une formule plus heureuse à la loi que l'accoucheur doit s'imposer dans sa conduite : c'est de ces principes que se sont inspirés les successeurs de l'ilustre sage-femme ; c'est encore aujourd'hui la doctrine française, celle des Depaul, des Pajot, des Stolz et des Tarnier.

A l'étranger, on semble au contraire revenir au passé et multiplier les interventions sous toutes les formes. Il nous est impossible d'énumérer toutes les pratiques conseillées rien que pour forcer la dilatation du col et abréger ce temps de travail :

L'introduction des doigts dans le col (James Braitawaite) (1), la dilatation préliminaire du vagin avec la main (Mosman) (2), la combinaison de l'expression utérine avec la dilatation forcée du col (Odebrecht) (3), l'expression associée au refoulement des lèvres du col sur les côtés de la tête (E. Bidder) (4) ; l'administration de médicaments destinés à diminuer les douleurs de la durée du premier temps, tels que l'atropine (Horton) (5),

---

(1) De l'emploi des doigts pour la dilatation pendant le travail. British med. Journ., 12 avril 1879, et London obst. transact., vol. XXI, p. 38, 1880.

(2) De la dilatation préliminaire de l'orifice vaginal, etc. Amer. Journ. of obst., vol. XIII, p. 568, 1880.

(3) Nouveau procédé de dilat. du col pend. le travail. Berlin. klin. Wochen., n° 19, p. 80, 1879.

(4) Die Kristeller'sche expressio in der Eröffnungs periode, etc. Zeitschr. f. Geb. u. Gyn., B. II, h. 2, p. 267.

(5) Beaucoup d'auteurs ont conseillé les ocytociques pendant la période d'expulsion. Nous ne citons ici que ceux qui les ont particulièrement vantés pendant la dilatation : Horton : Sur les effets de l'atropine pour diminuer les douleurs et abréger la première période du travail. Amer. Journ. of obst., juillet 1878, p. 482.

l'ipéca (Carriger), (1), la quinine, la pilocarpine etc. etc.

Il est juste pourtant de remarquer que plusieurs accoucheurs étrangers des plus éminents, tels que M. Duncan, Playfair, Nægele, Grenser et d'autres, repoussent ces pratiques d'une façon formelle.

Nous ne nous y arrêterons pas davantage, et nous allons exposer à quoi doit se borner le rôle du médecin à ce temps du travail.

Et tout d'abord, la présence du médecin est-elle indispensable à ce moment? Nullement. Ce n'est guère que chez les multipares dont l'accouchement est ordinairement plus rapide qu'il conviendra de ne s'éloigner que le moins longtemps possible.

Nous savons que, chez la primipare, cette période est en moyenne assez longue (de 18 heures environ), en sorte qu'il suffit de vérifier une ou deux fois, pendant cet intervalle, la marche du travail, et de confier pour le reste du temps la parturiente à la surveillance de sa garde.

A chaque examen on notera les progrès de la dilatation ; on ne négligera jamais d'examiner si la malade vide bien sa vessie ; enfin on interrogera les battements du cœur fœtal.

On recommandera instamment à la parturiente de ne se livrer à aucun effort volontaire pendant la douleur ; beaucoup de sages-femmes excitent la femme à pousser bien fort à ce moment, ce qui n'amène qu'un surcroît de fatigue sans profit aucun. Il faut réserver cette participation active pour les derniers moments de la période d'expulsion.

Beaucoup de femmes se plaignent pendant la contraction de crampes fort douloureuses dans les jambes et les cuis-

(1) The use of ipecacuanha in labor. New-York med. Journ., nov. 1878.

ses ; il suffit de saisir à pleine main et de bien étreindre les masses musculaires pour calmer ces crampes.

Pareillement des frictions ou une pression soutenue avec la paume de la main sur la région lombaire rendront moins pénibles les « maux de reins » dont quelques femmes souffrent beaucoup. Ce sont là des pratiques que connaissent bien les bonnes sages-femmes. Il en est d'autres auxquelles elles ont parfois recours de leur propre autorité, et qui sont absolument condamnables : nous voulons parler de la dilatation manuelle du vagin et du périnée, des onctions grasses ou autres sur ces parties (petit travail), des injections dites émollientes, et surtout de la rupture prématurée de la poche amniotique.

La femme devant accoucher dans le lit où elle passera ses suites de couches (Depaul), il importe de le garnir suffisamment, de façon à pouvoir enlever très facilement la garniture imperméable, après la délivrance.

A moins de raison suffisante (antéversion ou prolapsus utérin, œdème, varices, rupture prématurée de la poche, faiblesse générale, etc.), on permettra la marche dans la chambre ou le repos dans un fauteuil tant que la dilatation n'aura pas atteint ses plus grandes dimensions. A partir de ce moment, lorsque la tête, arrivée au *couronnement*, descend le long du vagin, la parturiente devra garder le lit (Depaul) ; quant aux multipares au contraire, le dernier temps de leur accouchement étant souvent fort court, il serait risqué de les laisser levées aussi longtemps.

La malade, une fois couchée, ou pressentant les tourments de la crise finale, effrayée des apprêts qui se font autour d'elle, tombe souvent dans une grande agitation ou dans uu profond découragement. Il appartient souvent au médecin de la calmer, de relever son courage et de la pré-

parer à faire taire les dernières révoltes de sa pudeur pour
le moment où il ne sera plus guère possible de la ménager. On la préviendra de l'imminence de la rupture de la
poche qui pourrait l'effrayer si elle la surprenait inopinément, et l'on fera disposer suffisamment de compresses ou
d'éponges sèches et tièdes pour que le lit ne soit pas inondé.
Enfin il est bon, selon la recommandation de M. Depaul,
de s'entendre avec elle au sujet des personnes dont elle aimerait à être entourée comme de celles dont elle redoute
rait la présence, et de fixer, en conséquence, le choix des
assistants.

Au reste, nous ne pourrions mieux faire que de renvoyer
le lecteur au remarquable chapitre de déontologie médicale
que M. Depaul a consacré à ce sujet dans ses Leçons cliniques.

En somme, on le voit, le rôle du médecin pendant cette
période est purement d'observation et de surveillance ;
rien ne justifie jusqu'ici une intervention directe, en dehors de la constatation nécessaire des progrès du travail.

III. De la conduite a tenir pendant la période d'expulsion.

C'est à partir de ce moment que commence réellement
le rôle actif du médecin ; il ne peut plus guère quitter la
patiente, et doit, à chaque douleur, se trouver immédiatement auprès d'elle afin d'empêcher le dégagement trop
brusque de la tête et ses conséquences.

Il est bon de s'assurer encore une fois, au début de ce
stade, et aussitôt après la rupture de la poche, de la position qu'occupe le fœtus ; plus tard, le gonflement séro-

sanguin du cuir chevelu, qui ne manque guère dans ces cas, pourrait rendre difficile la recherche des sutures et des fontanelles.

On disposera alèzes et oreillers, de façon à bien appuyer les efforts auxquels se livrera la femme.

Stolz conseille la manœuvre suivante pour soulager les maux de reins : une triple couche d'alèzes étant placée sur la région sacrée, l'accoucheur applique sur les genoux, ou plutôt au-dessous de chaque genou, une de ses mains et exerce une pression sur le bassin comme s'il voulait y enfoncer le femur ; le bassin se trouve ainsi fixé entre deux efforts compressifs qui rendent le deploiement des forces expulsives plus facile et plus complet.

Beaucoup d'accoucheurs conseillent aussi de glisser un coussin sous les épaules, et de donner aux pieds un point d'appui à l'extrémité du lit.

On peut aussi avec avantage confier chaque jambe à un aide, avec mission de les tenir fixées dans la flexion et l'abduction pendant les douleurs.

Cette position des cuisses fléchies et écartées est indispensable à la fin de ce stade. Il faut du reste toujours avoir soin de donner à la parturiente une position appropriée au cas spécial, de façon à diminuer autant que possible les résistances des différents points du canal pelvien.

B. S. Schultze a en effet démontré que la direction de l'axe utérin par rapport au bassin est notablement modifiée selon que la colonne lombaire est étendue ou fléchie.

Lorsque le toucher indique que la tête est à la vulve, et qu'elle l'écarte déjà pendant la contraction, il est nécessaire de découvrir la femme pour surveiller, de visu, les derniers moments de l'expulsion.

En faisant valoir la nécessité d'une surveillance immé-

diate pour assurer l'intégrité des parties génitales, on ob-
tiendra toujours ce qu'on demande.

Il faudra seulement préserver la femme de toute cause
de refroidissement en garnissant chaudement ses membres
inférieurs. A ce moment aussi on retirera les oreillers, et
on placera sous le siège une pile d'alèzes destinée à relever le plancher pelvien et à le rendre plus accessible à la
main.

Il faut maintenant que l'accoucheur mette tous ses soins
à *garantir le périnée* des déchirures auxquelles il est exposé pendant que la tête franchit la vulve.

Peut-on sauver le périnée dans tous les cas? Oui, si l'on
néglige les déchirures limitées à la fourchette ; non, dans
le cas contraire.

Dans le service de clinique d'Olshausen (1), où les plus
grandes précautions sont prises pour éviter cet accident, il
se produit depuis dix ans une moyenne de 21 p. 100 de
déchirures chez les primipares. Dans d'autres établissements on obtient une moyenne de 47 p. 100. On a peine à
croire que von Rigten (2) n'ait pas eu une seule déchirure
dans 757 accouchements. Il est vraisemblable que beaucoup de praticiens et ce dernier surtout, en publiant leurs
résultats, ont omis de parler des déchirures insignifiantes
ou de celles qui, se faisant du côté de la muqueuse, échappent à un examen superficiel. Or, le plus grand nombre
de ces lésions se produit de dedans en dehors, ainsi que l'a
montré Cohen (3).

Fasbender (loc. cit.) a eu 34 déchirures dans 100 accou-

(1) Ueber Dammerletzung und Dammerschutz. In Sammlung klin.
Vortrage von Volkmann. n° 44, 182.
(2) Ueber meine Dammerschutzerfahren. Monatschr. f. Geb., B. VI,
1855.
(3) Monatschrift f. Geb. Supl., h. 18, p. 106.

chements de primipares, Schroeder, Liebmann (1) donnent des proportions analogues. Mais ils ne font pas non plus entrer en ligne de compte les simples éraillures de la commissure postérieure. Liebmann trouve qu'en ne négligeant pas ces dernières, la proportion des déchirures s'élève à 74 p. 100.

Hecker, (loc. cit.) insiste sur la grande fréquence des déchirures chez les primipares âgées, et confirme une remarque d'Ahlfeld, à savoir, que quelquefois leur périnée n'attend pas pour se déchirer que la tête le distende, mais qu'il se rompt même avant que la tête le touche.

Comment peut-on *garantir le périnée* dans la mesure du possible?

Quatre méthodes principales, auxquelles se rattachent toutes les autres, ont été imaginées.

Une première méthode, la plus ancienne, consiste à *soutenir* le périnée avec la paume de la main et à l'appliquer avec une certaine force contre la tête qui tend à le pousser devant elle. (Cazeaux, Nægele, Stolz, etc.)

Elle a le désavantage de masquer complètement la région qu'on veut protéger, et de plus, n'aboutit qu'a augmenter encore la compression qu'elle subit.

Une autre méthode consiste, non plus à soutenir le périnée mais à le *relâcher*. Dans ce but, Playrfair conseille de rapprocher les bords de la vulve avec deux doigts, tandis qu'avec la paume de la main on s'efforce d'allonger le périnée et de repousser son bord antérieur en avant de la tête.

E. Trestail (2) vise au même but, en accrochant avec

---

(1) Klinik Beobachtungen ueber Damm rupturen. Zeit. f. Geb. u. Gyn. B. I, heft 2.

(2) The treatment of rigid perinaeum and the avoidance of its rupture. Transact of the obst. Soc. of London, vol. XVII, p. 61, 1876.

deux doigts la commissure postérieure de la vulve et en exerçant sur elle une traction lente et ferme de façon à l'attirer en arrière et à la relâcher.

Dans un troisième procédé, comprenant aussi un certain nombre de variantes, on ne touche pas au périnée, mais *on s'oppose uniquement à la sortie brusque de la tête*. Le professeur Depaul qui l'emploie presque toujours, le décrit ainsi : « Je place deux doigts de ma main gauche sur celui des points de la tête qui correspond à la commissure supérieure de la vulve, et deux doigts de ma main droite sur la partie qui affleure la commissure inférieure, et de cette façon je contre-balance avec soin l'effet de la contraction utérine. Je permets ainsi à la vulve de se dilater peu à peu. Je repousse légèrement en haut vers le pubis la tête qui se dégage, pour aider au mouvement de déflexion, et je diminue ainsi l'effort que supporte la commissure inférieure, qui est la partie la plus exposée. »

C'est encore en laissant libre le périnée pour s'adresser uniquement à la tête, que procèdent les partisans de la méthode dite de Ritgen, très en faveur en Allemagne, mais inusitée en France, à cause surtout de la répugnance qu'éprouvent la patiente et son accoucheur, celle-là à s'y soumettre, celui-ci à la pratiquer.

Ce procédé consiste à introduire l'index et le médius dans l'anus, et à les porter assez haut dans le rectum pour qu'ils rencontrent la tête à travers la cloison recto-vaginale : alors, pendant une contraction on pousse la tête en haut et en avant sous la symphyse pubienne de manière à lui faire exécuter artificiellement son mouvement d'extension.

Du reste, cette pratique n'est pas nouvelle ; elle avait déjà été discutée en France au commencement de ce siècle.

Elle ne s'y est jamais acclimatée. Fasbender (loc. cit.) l'a sensiblement modifiée : ce n'est plus un doigt ou deux qu'il introduit dans le rectum ; c'est bien la main tout entière, et aussi haut qu'il peut la pousser, tandis que l'indicateur et le médius de l'autre main saisissent la tête au niveau de l'occiput ! Ainsi prise entre les mains, on la dégage à loisir dans l'intervalle des douleurs.

La méthode de Goodell, de Philadelphie, se rapproche des précédentes ; il introduit un doigt dans le rectum pour remonter le périnée au-dessus de la tête vers le pubis, pendant qu'avec l'autre main à plat il retient la tête et l'empêche de passer trop vite.

Enfin une dernière méthode en usage à la Maternité de Paris, et instituée par le Dr Tarnier, s'adresse à la fois *au périnée qu'elle soutient et à la tête dont elle règle le dégagement.*

Voici en quoi elle consiste (1) :

On passe la main gauche par-dessus la racine de la cuisse droite de la femme, et on l'applique sur toute la portion de la tête accessible à la vue, de manière à la coiffer exactement et de telle sorte que l'extrémité des doigs vienne affleurer la fourchette. Cette main ralentit la progression de la tête, et favorise son extension ; il faut pour cela, une fois le front en vue, presser surtout avec l'extrémité des doigts sur la région fœtale qui se dégage, ce qui soulage la commissure et relève la tête vers le pubis. D'autre part on place la main droite à plat, transversalement sur le périnée, le bord radial dirigé vers la fourchette, et le pouce dans le pli génito-crural droit.

La méthode que nous avons appliquée à la Maternité

____

(1) Tarnier et Chantreuil. Traité de l'art des acc., fasc. 3, p. 709.

de Cochin diffère peu de la précédente. La main gauche occupe la même position et exécute la même manœuvre ; notre droite sert aussi à soulager le périnée. Mais au lieu d'appliquer la main à plat sur le périnée, nous plaçons uniquement la pulpe de l'index et du pouce près de la commissure sur les côtés du raphé, en nous efforçant de rapprocher les deux doigts le plus près possible de la ligne médiane et d'y entraîner le plus de tissu possible.

C'est, en effet, le raphé qui est le plus exposé par sa tension et sa rigidité. Or, le rapprochement progressif des doigts placés sur les côtés, ramenant au point menacé la peau des parties latérales il se forme là un pli cutané, lâche et parfaitement souple. Ainsi pincé entre les doigts, qu'on rapproche et qu'on écarte selon que la tête s'avance ou recule, le raphé risque bien peu de se déchirer. S'il se fait quelque éraillure, elle porte presque naturellement sur les parties latérales ou du côté de la face muqueuse, laissant le raphé le plus souvent intact.

Ce procédé, on le voit, tient à la fois de celui de Playrfair et de celui de M. Tarnier. Comme le premier, il permet de bien relâcher le périnée ; comme le second, il permet de modérer autant qu'on le juge bon la déflexion de la tête, et son expulsion.

Quelle que soit la méthode employée, il importe que la tête sorte lentement, sans brusquerie. Aussi, à ce moment, doit-on empêcher la femme de faire le moindre effort volontaire. La douleur excessive que provoque la distension de la vulve lui arrache des cris perçants pendant lesquels il lui est bien difficile de ne pas pousser malgré elle. Pourtant une sortie violente de la tête amenant presque toujours, sinon toujours, une déchirure, si bon que soit le procédé employé pour garantir le périnée, il est de la plus haute importance qu'on obtienne de la parturiente qu'elle renonce à tout effort. La tête une fois dégagée, on la soulève légèrement pour que la face de l'enfant ne plonge pas dans les liquides qui baignent à ce moment le siège du lit. En même temps on passe un doigt autour du cou du fœtus pour s'assurer qu'il ne porte pas de circulaire du cordon. Lorsque le cordon forme des anses autour du cou, il faut le libérer aussitôt en le faisant passer par-dessus la tête, ou bien, si cela est impossible, en le coupant et en extrayant rapidement le fœtus.

L'expulsion de la tête est généralement suivie d'un court temps de repos ; puis la matrice se contracte soit spontanément, soit sous l'excitation de frictions légères, et les épaules, puis le tronc, se dégagent.

Si le dégagement des épaules est trop rapide, le périnée peut se déchirer, alors même qu'il serait resté intact après le passage de la tête. Il est bon de vérifier la situation du bras postérieur, qui, s'il était écarté du tronc, pourrait venir crever le périnée à son centre. Pour éviter pareil ac.. cident, on peut passer le doigt dans l'aisselle et dégager lentement l'épaule postérieure avant de laisser s'effectuer la sortie du tronc. La main restée libre suffit à le tenir et à le soulever pour rendre accessible l'épaule qui butte contre la commissure postérieure.

Après l'expulsion du fœtus, caractérisée ordinairement par les plus vives souffrances, la parturiente éprouve un profond soulagement ; la joie que lui cause cette délivrance se traduit quelquefois par une loquacité, une agitation mêlée de rires et de pleurs ; souvent même, si elle est tant soit peu nerveuse, elle éprouve une crise marquée par un tremblement général, une respiration courte et oppressée, des sueurs profuses ou un frisson violent.

Ces symptômes ne se prolongent guère, et lorsque la délivrance a été opérée, le désordre du lit réparé, lorsque la
garniture souillée a été remplacée par une couche chaude
et sèche, la parturiente brisée de fatigue ne tarde pas à se
calmer ; puis envahie par une invincible torpeur, elle se
laisse aller au sommeil.

Nous avons maintenant à aborder la question de l'intervention dans les cas où la faiblesse, l'état de surmenage de
la mère, la suspension des douleurs, viendraient faire obstacle à l'expulsion du fœtus.

On peut ranger sous trois chefs les *ressources thérapeutiques ou opératoires* dont nous disposons pour hâter la
terminaison de l'accouchement :

Les médicaments dits ocytociques ;

L'expression utérine ;

Le forceps.

Mais avant d'entrer dans l'étude de ces questions, rappelons l'importance qu'il y a de bien distinguer l'inertie
fausse, passagère, simple temps de repos que s'accorde l'u-
térus, d'avec l'inertie vraie, l'épuisement de l'organe, seul
état qui puisse autoriser l'intervention directe.

Avons-nous affaire à la première variété, nous respecte-
rons cette suspension du travail qui souvent procurera à
la parturiente un bon sommeil au sortir duquel la matrice
aura retrouvé toute son énergie. Dans d'autres cas, on ar-
rivera au même but en changeant la position de la femme,
et en veillant à ce que cette position place bien l'axe de
l'utérus dans la direction de l'axe pelvien ; ailleurs, l'arrêt
du travail persistant, et si la femme est pléthorique, si le
pouls est fréquent, dur, si le visage est chaud et vultueux,
on se trouvera bien d'une saignée ; si, au contraire, elle est
affaiblie, si le pouls est petit et dépressible, il y aura plutôt

lieu de recourir aux toniques et aux excitants tels que le consommé, l'alcool, la teinture de canelle, etc.

Rappelons encore la possibilité de l'arrêt du travail par suite de la distension de la vessie ou du rectum, et l'indication qu'il y a à évacuer aussitôt ces réservoirs. Assez souvent l'intensité de la douleur suffit à amener le ralentissement, puis la cessation des contractions, ainsi que le démontre leur reprise, dès qu'on a calmé la douleur. On peut dans une large mesure atténuer les souffrances de la femme en couche, et il y a indication à le faire dès que par leur acuité elles troublent la marche de l'accouchement. On a conseillé dans ce but le *chloral* en potion ou en lavement. Il donne fréquemment un excellent résultat et, après avoir diminué l'intensité de la douleur, amène parfois un sommeil qui, si court qu'il soit, est avantageux à tous les points de vue.

Bien des femmes pourtant ne supportent pas le chloral et le rendent aussitôt. Dans d'autres circonstances il diminue l'énergie des contractions et, par conséquent, va à l'encontre du but qu'on se propose. L'opium et ses nombreux dérivés donnent aussi d'excellents résultats.

Enfin le *chloroforme* en inhalations a de nombreux partisans, et est fréquemment employé.

Nous ne voulons pas ici traiter le vaste sujet de l'anesthésie obstétricale (1).

Un pareil sujet, par les nombreux travaux qu'il a déjà provoqués, par les discussions ardentes qu'il a soulevées, et qui ont mis aux prises les accoucheurs les plus éminents, fournirait à lui seul la valeur d'un grand travail.

Nous avons administré le chloroforme chaque fois que

(1) **Voy.** sur ce sujet la thèse de Dutertre. Paris, 1882.

l'intensité de la douleur influençait défavorablement la marche du travail, ou provoquait chez la parturiente une agitation excessive.

A chaque nouvelle contraction, une compresse imbibée de quelques gouttes de chloroforme était approchée du visage de la malade qui se livrait alors à deux ou trois fortes inspirations. Dès que la contraction avait disparu, la compresse était retirée; ainsi faisait-on à chaque nouvelle douleur, en ayant soin d'écarter suffisamment le mouchoir pour que l'air pût se mélanger aux vapeurs de chloroforme. Nous avons souvent observé la sédation rapide des douleurs après trois ou quatre prises de chloroforme. Pas d'agitation, à moins qu'on ne pousse l'anesthésie trop vite ou trop loin ; un peu de stupeur, mais sans perte de connaissance et souvent après l'espèce d'ivresse, fort légère du reste, qui se déclare à la suite des inhalations, un sommeil naturel, calme, léger, au réveil duquel les contractions reprenaient, mais avec régularité et modération.

Ailleurs, dans cette phase d'engourdissement, de torpeur physique et morale, que déterminent les premières inhalations, l'utérus continuait à se contracter, et l'accouchement se terminait sans que les scènes de cris déchirants et de mouvements désordonnés, qu'aucune influence n'avait pu dominer, se fussent renouvelées.

Nous sommes pourtant loin d'admettre qu'il soit avantageux d'user du chloroforme dans tous les cas ; et nous imiterons toujours, dans leur réserve, les accoucheurs qui, pleins de défiance envers un agent aussi dangereux, refusent de l'employer en dehors d'indications précises et scientifiquement formulées.

Si maintenant on se trouve en présence d'un cas d'inertie véritable, est-il d'une bonne pratique de recourir aux *ocytociques?* Et dans ce cas, à quels agents thérapeutiques faut-il s'adresser (1) ?

Nous ne croyons pas beaucoup à l'utilité de ces remèdes; dans les cas où l'arrêt du travail est passager, et nécessité uniquement par un besoin de repos de la matrice et de l'organisme tout entier, est-il sage de vouloir brusquer l'un et l'autre, au risque de les surmener et d'épuiser leurs réserves de force?

Si par contre, il s'agit d'un épuisement définitif, croit-on trouver dans ces remèdes des agents assez puissants pour amener l'expulsion de l'enfant sans la participation active de l'utérus sur laquelle on ne peut plus compter ?

Nous ne le pensons pas. Du reste, la grande variété des moyens thérapeutiques proposés, indique suffisamment qu'on ne peut se fier absolument à aucun.

Le plus actif de tous serait certainement le seigle ergoté, qui, lui du moins, agit directement sur l'utérus. Mais qui oserait l'administrer dans ces cas, au risque de provoquer un tétanisme mortel pour le fœtus et très dangereux pour la mère?

Nous ne croyons pas qu'aujourd'hui, en France, un seul accoucheur ose l'administrer dans ces cas. Quant aux autres médicaments ocytociques, ou baptisés tels, ce sont la

---

(1) Nous ne ferons que signaler ici l'emploi de l'électricité. Les courants induits ont été conseillés pour activer le travail, par quelques auteurs, à l'étranger surtout. (Schreider, Jacobi, Barnes, etc.). En France, ils ont été employés par M. de Saint-Germain (De l'électricité appliquée à l'art des accouchements, par le Dr Tachard, thèse de Paris, 1871).

Tripier et Apostoli se montrent peu confiants dans l'action ocytocique de l'électricité, et en réservent l'application pour hâter l'involution utérine après l'accouchement.

Tripier. Des applications obstétricales de l'électricité, 1875.

canelle, qui jouit d'une ancienne réputation, le borax (sal
uterinum des anciens), le haschich (1) (cannabis indica),
l'extrait de pulsatille (Simpson), la décoction d'uva-ursi(2),
la pilocarpine (3), la quinine (4), l'ésérine (5), l'ipéca-
cuanha (6), le tartre stibié (7).

L'ancienne pharmacopée n'était pas moins riche en préparations ocytociques; on en trouve une curieuse énumé-
ration dans la thèse de Metzger : De vanitate medicam.
pellent. in partu difficili. Strasbourg, 1747.

L'efficacité de tous ces remèdes est des plus incertaines
et le plus souvent ne rachète pas les inconvénients sérieux
qu'entraîne leur administration.

Nous ne nous y arrêterons pas davantage.

L'expression utérine appliquée au fœtus ou méthode de
Kristeller est un procédé bien plus sérieux que les précé-

---

(1) Scanzoni. Beitrage zur Geb. k. B. I, p. 259.

(2) De Beauvais. Bull. gén. de thérap., 30 janvier 1858, p. 67.

(3) Hiernaux. Recherches expérim. sur l'action ocytocique de la pilocarpine. Bull. Acad. de Belgique, juillet 1878.

 A. Lerch. Emploi de la pilocarpine pour faciliter l'acc. Mittheil.
der Wien. med. doctoren. colleg., 5, 10, 20, 1879.

 Saenger. Studien u. Erfahrung. ueber das pilocarp. Arch. f. Gyn.
B. XIV.

 Kroner. Errahrungen ueber pilocarpin, etc. Arch. f. Gyn. B. XV,
h. 1, p. 92.

(4) Restini. De la quinine comme ocytocique. Virginia med. Mon-
thly, mars 1877.

(5) Van der Mey. Influence de la pilocarpine et de l'ésérine, etc. Com-
munication à la sect. d'obst. au Congrès méd. d'Amsterdam, septembre 1879.

(6) Carriger. The use of ipecacuanha in Labor. New-York med journ.,
nov. 1878.

(7) Delioux de Savignac. Des médicaments obstétricaux succédanés
de l'ergot, et en particulier du tartre stibié. Bull. gén. de thérap.,
30 mars 1872.

dents, et qui est de temps immémorial en usage cnez les Chinois et chez bien des peuples sauvages (Kalmouks, Tartares, etc.), Mais il n'est guère praticable que chez les multipares à téguments abdominaux flasques, et à parois utérines minces. Pour le mettre en pratique, on exerce des compressions régulières sur l'utérus, avec la paume des deux mains, en les dirigeant en bas ou en dedans, vers l'axe de l'excavation.

Chaque compression dure 5 à 8 secondes, et doit être séparée de la suivante par un intervalle de 1 à 3 minutes. On la porte tantôt vers le fond, tantôt vers les bords de l'organe. Lorsqu'après vingt ou trente compressions il ne se déclare encore aucun signe de réussite, il y a lieu de renoncer à ce procédé pour recourir au forceps. Si la parturiente est très sensible, il faut la chloroformiser (1).

Ce procédé jouit d'une certaine faveur en Allemagne ; nous avons vu qu'on l'a appliqué dès le premier temps de travail ; sa renommée a été réduite à sa juste valeur par les successeurs de Kristeller, Fritsch et Spiegelberg qui ne le conseillent que pendant la période d'expulsion.

Nous croyons qu'il convient peu aux primipares chez lesquelles la cause de l'arrêt du travail réside plus souvent dans l'obstacle des parties molles que dans la faiblesse utérine.

On peut cependant en tenter l'application, mais sans anesthésie, quitte à l'abandonner s'il est trop douloureux,

(1) Suchard. De l'expression utérine appliquée au fœtus. Thèse de Paris, 1872.

E. Bidder. Zur Beurtheilung der Kristeller'sche expressions methode bei Kopflagen. Zeitschr. f. Gebursth. u. Gyn., B. III, h. 2, p. 241.

et si la tension des parois abdominales et utérines s'oppose à la prise qu'on cherche à prendre sur le fœtus.

Le *forceps* sera donc, dans bien des cas, la dernière ressource de l'accoucheur.

Il ne rentre pas dans le cadre de notre sujet de décrire l'application du forceps au détroit inférieur, chez la primipare.

Nous avons uniquement à rechercher quelles sont les *indications* qui doivent être remplies pour que l'on soit autorisé à s'en servir. A partir de quel moment son emploi est-il justifié ? c'est là ce qu'il nous importe de connaître.

Nous nous trouvons en présence de *trois doctrines* différentes.

La première proclame les avantages des *interventions hâtives*. Pourquoi laisser la parturiente souffrir longtemps alors que nous possédons un moyen si simple de terminer rapidement l'accouchement ? Quelle est la femme qui ne préférerait pas une délivrance pour ainsi dire instantanée aux heures cruelles passées dans la souffrance ? L'application de l'anesthésie aux accouchements a rallié beaucoup d'accoucheurs à cette doctrine. N'ayant plus à compter avec la douleur que déterminent les fers, ils se sont laissé séduire par la perspective d'une intervention qui abrégeait beaucoup le temps qu'ils auraient eu à passer auprès de leurs clientes tout en leur réservant les bénéfices matériels et moraux qu'une telle opération procure. D'autres praticiens ont eu en vue les dangers que la pression de la tête peut faire courir à la cloison vésico-vaginale, les suites de couches pathologiques, les hémorrhagies par inertie utérine, et tous les accidents que peut susciter la prolongation du travail.

C'est surtout en Angleterre et en Amérique que se sont recrutés les partisans des interventions précoces.

Il n'y a aucun danger, disent-ils, à intervenir de bonne heure. Le D\ Emmet (1) va même jusqu'à dire que le forceps est un instrument dont on ne saurait abuser ! Il admet que les parties molles de la mère sont en danger (eschares, fistules, déchirures) à partir du moment où la tête fœtale cesse de remonter dans l'intervalle des douleurs. L'exagération de propositions semblables est évidente.

A la Rotunda Lying in Hospital de Dublin, Johnston (2) applique le forceps une fois sur dix accouehements. Dans une discussion qui eut lieu sur ce sujet à la Société obstétricale de Londres, quelques membres avouèrent même une proportion de un forceps sur cinq accouchements ! C'est à peine s'ils attendent que la dilatation soit complète.

La valeur de ces interventions forcées ressort clairement des statistiques de Johnston, qui au double point de vue de la mortalité des mères et de celle des enfants sont moins bonnes que celles qu'ont publiées des accoucheurs moins audacieux (3).

Il est démontré que la vie de l'enfant est en général plus compromise dans l'accouchement artificiel que dans l'accouchement naturel.

Il est de même certain qu'on expose davantage l'opérée

(1) The necessity for early delivery as demonstrated by the analysis of 161 cases of vesico-vaginal fistula. Transact. of the americ. gyn., soc., p. 114, 1878.

(2) Report of the Rotunda Lying in Hopital. In the Dublin Journ. med. soc., febr. 1873.

(3) On the use of the forceps, and its alternatives in linger'ng labor. Discus. soc. obst of London. Rapp. Robert Barnes. The Lancet, mai-juillet 1879.

aux déchirures du col, du vagin et du périnée, aux tractions brutales sur les ligaments de l'utérus, aux contusions, à l'inertie consécutive, etc.

Aussi cette doctrine des interventions hâtives a-t-elle eu de tout temps de nombreux adversaires, qui, adoptant un principe diamètralement opposé, confiants à l'extrême dans les ressources de la nature, *retardent presqu'indéfiniment l'application des instruments*. Moins on interviendra, disent-ils, meilleur sera le pronostic. Les branches du forceps, les doigts de l'opérateur peuvent porter jusque dans l'utérus un principe infectieux qui sera l'origine d'accidents puerpéraux graves. En face de ce danger, qu'on ne saurait écarter complètement, que sont les risques de l'épuisement ou du surmenage ?

D'ailleurs ne voit-on pas tous les jours des femmes accoucher spontanément, après de longues heures de travail infructueux, et au moment même où l'accoucheur prenait en main son forceps?

Nous estimons que dans un temps où la prophylaxie de la fièvre puerpérale était encore ignorée, où ce fléau décimait les maternités, et se propageait dans les maisons particulières sous le couvert du médecin, porteur inconscient des germes infectieux, on n'était que sage et prudent en limitant autant que possible son initiative.

Aujourd'hui, après les progrès de la méthode antiseptique et les résultats excellents que son application à l'obstétrique a réalisés dans les maisons d'accouchements le problème se pose d'une façon toute différente.

Il s'agit de savoir si les dangers du surmenage ne sont pas plus grands que ceux qui pourraient résulter de l'accouchement artificiel pratiqué en observant rigoureusement les préceptes de l'antisepsie.

Nous n'hésitons pas à dire qu'entre ces deux périls celui que nous redouterions le plus, c'est le premier. Un individu brisé de fatigue, fourbu, exténué, résiste très mal à un traumatisme.

Qu'il s'agisse du traumatisme utérin de l'accouchement, ou d'un traumatisme chirurgical quelconque, le pronostic sera toujours grave lorsque l'individu blessé sera en état de surmenage. Or, tel est pourtant trop souvent la situation où se trouvent les parturientes, qui, après de longues heures de souffrances inutiles, accouchent enfin spontanément. Elles se trouvent réaliser toutes les conditions favorables au développement des maladies inflammatoires ou infectieuses; elles y sont aussi prédisposées que possible, et c'est une bonne fortune rare si elles y échappent. Il importe donc de saisir les premiers indices de cet état général si dangereux, et d'intervenir avant que la résistance vitale de la femme ne soit compromise ou vaincue. *Sitôt le péril signalé, il faut opérer.* Mais alors on n'opérera qu'après avoir rempli toutes les indications de la méthode antiseptique dont la chirurgie ne saurait se passer aujourd'hui.

Nous ne reviendrons pas sur ce que nous avons dit en traitant du pronostic de l'accouchement, sur les autres circonstances, tirées de l'état de la mère ou de celui de l'enfant, qui pourraient, par leur gravité même nécessiter une terminaison immédiate de l'accouchement. Le stéthoscope pour l'enfant, le thermomètre pour la mère, seront les deux principales sources d'indications opératoires. On ne négligera jamais d'y recourir dès que le travail se prolongera au delà des délais ordinaires.

Pour ce qui est du fœtus, ne voit-on pas qu'à partir du moment où sa circulation commence à se troubler ses chances de vie seront en raison directe de la rapidité qu'on aura mis à le retirer d'un milieu devenu dangereux pour lui?

C'est à cette doctrine que nous nous rallions. Elle est conforme aux principes de pathologie générale chirurgicale en faveur aujourd'hui et qui découlent naturellement des ressources que nous possédons enfin pour opérer à l'abri des microbes.

Faire de l'antisepsie et opérer avant que l'état général de la paturiente ne commence à se gâter, tel est, pensons-nous, la conduite à tenir.

C'est la règle que nous nous sommes tracée, et que nous avons suivie pendant notre séjour à la Maternité de Cochin. Nous lui devons d'avoir pu protéger nos accouchées contre les dangers de l'agglomération, et d'avoir évité l'invasion épidémique des accidents puerpéraux. Malgré le grand nombre d'opérations pratiquées pendant l'année 1881, la mortalité n'a été que de *un pour cent*, proportion qui pourrait être encore réduite si nous décomptions deux cas d'éclampsie (avec albuminurie très accusée) qui, par leur nature même, échappent à l'action prophylactique et curative des antiseptiques.

Sans vouloir entrer dans la discussion que comporte l'application de la méthode listérienne aux accouchements, nous décrirons ici brièvement les procédés en usage à la Maternité de Cochin. où le Dr J. Lucas-Championnière l'a introduite (1).

Toute femme qui se présente à la Maternité pour y faire ses couches est soumise à un examen d'entrée, auquel on ne procède qu'après s'être scrupuleusement nettoyé les

(1) Voy. A. Labesque. Essai sur l'emploi des moyens antiseptiques pendant la grossesse, l'accouchement et les suites de couches. Thèse de Paris, 1881.

Dieterlen. 7

mains et les ongles à la brosse savonneuse puis à la solution phéniqué forte (1). La substance grasse (huile, ou vaseline), réservée au toucher est elle-même phéniquée au trentième, et doit être renouvelée fréquemment. Si la femme est admise, et si son accouchement n'est pas imminent, on lui fait prendre un grand bain de propreté, puis ses partie génitales sont lavées à la solution phéniquée faible (à 2 1/2 pour 100).

Au moment où elle prend place sur le lit de travail on dispose entre ses cuisses, une compresse simple, imbibée de la solution faible, de façon à laisser au contact des parties génitales une atmosphère phéniquée, qui prévient l'introduction des germes morbides. A chaque fois que l'on veut toucher la malade, on prend soin de retremper ses doigts dans la solution faible, puis dans l'huile phéniquée. Pendant la période d'expulsion, alors que des liquides plus ou moins abondants s'écoulent hors du vagin, on renouvelle les lavages des parties génitales à la solution faible.

Si l'état de la mère ou du fœtus réclame une intervention au forceps, l'instrument sera plongé et lavé dans la solution forte, puis graissé avec l'huile phéniquée. Après l'extraction du fœtus, un nouveau lavage débarassera les parties génitales du sang et des liquides qui les souillent, puis on poussera lentement, dans le vagin, dans la direction du

---

(1) On se sert de deux solutions phéniquées.

La solution forte, à cinq pour cent, peut être formulee ainsi :

Acide phénique crist.............. ⎫
Glycérine (ou alcool) .... ⎬ āā 50 grammes.
Eau distillée ....   1 litre.

La solution faible est à deux et demi pour cent, soit 25 grammes d'acide phénique et de glycérine pour un litre d'eau distillée.

col utérin béant, une, ou même deux injections phéniquées faibles dont on aura chargé un irrigateur.

Il nous est même arrivé, après des délivrances artificielles ou des versions de conduire la canule de notre injecteur jusque dans la cavité utérine, sans qu'il en soit résulté d'accidents, sans même que la femme ait manifesté de sensation pénible. A moins d'indications spéciales, ces injections ne sont pas renouvelées. Dans les accouchements naturels elles ne sont pas nécessaires, à moins qu'ils ne soient prolongés exceptionnellement longtemps, ou que quelqu'accident en ait interrompu momentanément la marche, et ait rendu l'introduction de la main indispensable (prolapsus, procidences, tamponnements, etc).

Après la délivrance, on lave avec soin toutes les parties naturelles souillées, avec la solution phéniquée faible, puis, la garniture du lit étant changée, on laisse à demeure entre les cuisses de l'accouchée une compresse imbibée de la même solution.

Pendant les jours qui suivent, cette compresse, qui doit toujours être appliquée sur l'orifice vulvaire, est renouvelée deux fois par jour. Si l'écoulement lochial est abondant, et d'odeur suspecte, on la changera plus souvent, au besoin toutes les deux heures.

En cas de fétidité des lochies, les lavages vaginaux à la solution faible seront repris, et répétés matin et soir.

Il est encore pour les accouchées une cause possible d'infection dont on doit se préoccuper : c'est leur enfant.

La plaie ombilicale peut être atteinte d'érysipèle de suppuration phlegmoneuse, de grangrène, et déterminer ainsi la diffusion de germes septiques dans les salles. Il importe donc de panser l'ombilic avec une préparation qui prévienne autant que possible ces causes d'infection. La vaseline boriquée au trentième est préférable dans ce cas aux préparations phéniquées trop irritantes pour la peau délicate du nouveau-né.

En général toute source de pus doit être neutralisée autant que possible par les agents antiseptiques, qu'il s'agisse de simples éraillures du périnée, de crevasses du mamelon, ou d'abcès du sein.

Enfin, le médecin ne négligera jamais les soins de propreté auxquels il doit s'astreindre scrupuleusement lui-même, et qui sont pour les femmes qu'il soigne la plus sûre garantie contre les dangers qui les entourent. Ce n'est pas que cette garantie soit absolue, que toute possibilité d'infection soit écartée grâce à la sévère observance de la règle de Lister, mais pourrait-on nier les progrès réalisés par elle dans l'hygiène et la thérapeutique des accouchements ?

Déjà l'infection purulente n'existe plus guère que de nom dans le cadre de la chirurgie ; le temps viendra où cette autre maladie infectieuse la septicémie puerpérale perdra tous ses droits sur nos accouchées et où l'acte de la parturition normale pourra s'effectuer même dans les milieux hospitaliers, sans faire de nouvelles victimes.

TABLE DES MATIÈRES

Pages

Paris. — A. PARENT, imprimeur de la Faculté de médecine, rue Monsieur-le-Prince, 31.
A. DAVY, successeur.

www.ingramcontent.com/pod-product-compliance
Ingram Content Group UK Ltd.
Pitfield, Milton Keynes, MK11 3LW, UK
UKHW022055070726
13613UKWH00002B/821